HEYNE

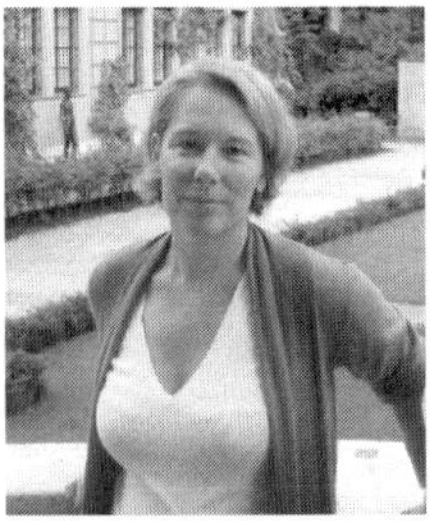
© privat

Dr. Kerstin Eberhardt, geboren 1967 in Düsseldorf, hat in Marburg Psychologie studiert. Ihre Doktorarbeit schrieb sie zum Thema Nikotinprävention (während sie selbst noch rauchte). Sie arbeitete u.a. als Wissenschaftliche Mitarbeiterin für das Institut für Therapieforschung in München und als Unternehmensberaterin für die AOK-Consult. Seit 2005 ist sie zertifizierte Tabakentwöhnungstrainerin. Zu ihren Auftraggebern gehören die AOK Bayern, das Institut für Therapieforschung (IFT) und das Institut für Raucherberatung und Tabakentwöhnung (IRT). – Kerstin Eberhardt ist verheiratet, hat zwei Kinder und lebt in München. Vor 16 Jahren hat sie selbst mit dem Rauchen aufgehört.

Dr. Kerstin Eberhardt

Nie wieder RAUCHEN

Ihr Weg zum Nichtraucher

WILHELM HEYNE VERLAG
MÜNCHEN

MIX
Papier aus verantwortungsvollen Quellen
FSC® C014496

Verlagsgruppe Random House FSC® N001967
Das für dieses Buch verwendete FSC®-zertifizierte Papier
Holmen Book Cream liefert Holmen Paper, Hallstavik, Schweden.

Originalausgabe 06/2014

Redaktion: Sabine Wünsch
Umschlaggestaltung: Nele Schütz Design, München
Satz: EDV-Fotosatz Huber/Verlagsservice G. Pfeifer, Germering
Druck und Bindung: GGP Media GmbH, Pößneck
Printed in Germany 2014

ISBN: 978-3-453-60320-2

www.heyne.de

Inhalt

Teil II
Praktische Tipps rund um den Rauchstopp

Teil III
Langfristige Strategien

Für Wolfram

»Aufhören gehört von Anfang an dazu«

Vorwort von
Univ. Doz. Dr. med. Pál L. Bölcskei
Gründer und Leiter des Instituts für Raucherberatung und Tabakentwöhnung (IRT)

Ich traf Kerstin Eberhardt zum ersten Mal im Jahr 2005 während der Fernsehsendung *Die Sprechstunde*, zu der wir beide als Experten zum Thema Rauchen eingeladen waren. Wir verstanden uns auf Anhieb, und im Verlauf des Tages fragte ich sie, ob sie Interesse an einer Mitarbeit am Institut für Raucherberatung und Tabakentwöhnung hätte. Ihr erster Job bestand darin, Daten einer Befragung von Berufsschülern auszuwerten und zu veröffentlichen. Gemeinsam schrieben wir seitdem einige Fachartikel und Buchbeiträge[1] und entwickelten unlängst ein Kompaktprogramm zur Tabakentwöhnung.

Es ist inspirierend, ein Thema aus ihrer Sicht zu erarbeiten. Kerstin Eberhardt hat nicht nur Unmengen an Ratgeber- und Fachliteratur zum Thema

---

1 z.B.: Eberhardt, Bölcskei (2010), »Aufhören gehört von Anfang an dazu«, in: *Aspekte der Prävention*, Thieme Verlag.

(Nicht-)Rauchen gelesen, sondern auch mit Hunderten von Patienten die Leitlinien der Tabakentwöhnung in Kursen überprüft und individualisiert. Sie weiß deshalb genau, mit welchen Hürden Aufhörwillige zu kämpfen haben, aber auch welchen Gewinn die Rauchfreiheit verspricht. Sie weiß es auch, weil sie den Sprung in die Rauchfreiheit vor sechzehn Jahren selbst erfolgreich geschafft hat.

In *Nie wieder rauchen* fasst Kerstin Eberhardt all ihre Erfahrungen anschaulich zusammen. Das Buch, geschrieben auf dem neuesten Forschungsstand, enthält nicht nur praxiserprobte Techniken und zahlreiche Beispiele erfolgreicher Ex-Raucher, sondern hilft dem Leser vor allem dabei, seinen *eigenen* Weg in die Rauchfreiheit zu finden und ihn erfolgreich zu Ende zu gehen. Ihr Buch ist inspirierend, ehrlich und ermutigend. Statt Wunder zu versprechen, appelliert es an unsere Eigenmotivation, an unsere Stärken und Fähigkeiten. Warum eigentlich wollen Sie aufhören? – Finden Sie es auf den nachfolgenden Seiten heraus, und ich weiß: Sie schaffen es!

Univ. Doz. Dr. med. Pál L. Bölcskei

»Eine Ex-Raucherin weiß, wovon sie spricht«

Vorwort von Dr. Christoph Kröger
Leiter der IFT-Gesundheitsförderung

Die Mehrzahl der Raucher hört mit dem Rauchen auch wieder auf. Dies geschieht jedoch in der Regel erst, nachdem sie eine lange Zeit, meist eine zu lange Zeit, geraucht haben. Die Gründe für das Aufhören sind vielfältig, am häufigsten jedoch sind es gesundheitliche Gründe. Auch die Erkenntnis, dass das Rauchen nicht mehr so attraktiv ist, wie es zu Beginn einmal war, lässt den Entschluss wachsen, einfach mit dieser Angewohnheit aufzuhören.

Wenn Raucher mit dem Rauchen aufhören wollen, versuchen sie es in der Regel ohne jegliche Hilfe. Das machen sie intuitiv richtig, denn tatsächlich schaffen es die meisten Raucher, ohne dass sie sich Tipps oder Hilfsmittel zum Aufhören besorgen. Doch wenn man alleine nicht erfolgreich war oder man einen Misserfolg befürchtet, suchen Raucher sich Unterstützung. Die am häufigsten gewählte und erfolgreichste Hilfsmaßnahme sind Selbsthilfebücher, die auch gerne von Partnern, Freunden und

Kindern in gut gemeinter Absicht verschenkt werden.

Wer sich dann dazu durchringt, das Buch auch tatsächlich zu lesen, erfährt neue Dinge zum Thema Rauchen, und sowohl die Motivation wie auch die persönliche Kompetenz können durch die Lektüre eines Buches verbessert werden.

Die Autorin dieses Buches, Frau Dr. Kerstin Eberhardt, war selber Raucherin und weiß, wovon sie spricht. 1995 hat sie am IFT – Institut für Therapieforschung – in München unter meiner Leitung ein Präventionsprojekt durchgeführt, in dem Schüler motiviert werden sollten, nicht mit dem Rauchen zu beginnen. In dieser Zeit hat sie sich viel mit dem Thema Rauchen beschäftigt, und als ein Ergebnis – neben einem hervorragenden Manual, das erfolgreich in der Prävention eingesetzt wurde und wird – hat sie selber mit dem Rauchen aufgehört. Das umfangreiche Wissen und letztlich die Einsicht, dass man mit dem Rauchen nur die bösen Geister vertreibt, die man selber gerufen hat, führten zu dem Entschluss, zukünftig rauchfrei zu leben.

Was Sie als Leserin oder Leser für sich als hilfreiches Wissen, neue Einsicht oder brauchbaren Tipp aus diesem Buch mitnehmen, kann ich nicht vorhersagen. Raucher sind zu unterschiedlich, um alle mit einer Lösung zufriedenzustellen. Lesen Sie das Buch neugierig und suchen Sie die Hinweise, die zu *Ihnen* passen. Und seien Sie mutig: Nutzen Sie diese Hinweise auch, um sich auf den Weg in eine rauchfreie Zukunft zu begeben. Ihre Zukunft.

Ich wünsche Ihnen viel Erfolg!

Dr. Christoph Kröger

Einleitung

Die gute Nachricht zuerst: Sie schaffen das! Wenn Sie Nichtraucher werden wollen, wird Ihnen das gelingen. Mehr noch, wenn Sie dabei Ihre eigenen Stärken nutzen, wird es Ihnen viel leichter fallen, Ihr Ziel zu erreichen. Aber, um es gleich vorwegzunehmen: Ein Patentrezept fürs Aufhören, das auf alle gleichermaßen zutrifft, gibt es nicht. Mein Buch gibt Ihnen daher zunächst einen groben Leitfaden vor, wie Tabakentwöhnung funktionieren kann. Eine effektive Methode wird daraus, wenn Sie die Möglichkeit wahrnehmen, aus den Vorschlägen und Handlungsalternativen die für Sie passenden auszusuchen und so Ihre eigene Strategie zu entwerfen.

Meiner Erfahrung nach kann es nämlich auch bei der Tabakentwöhnung nicht die *beste* Methode geben. Menschen sind eben verschieden: Es gibt welche, die lieber spielerisch an Dinge herangehen, solche, die ihre Schritte genau planen, und wieder andere, die lieber gleich handeln und Dinge mit Willenskraft durchstehen. In meinen Kursen fiel mir auf, dass diejenigen Kursteilnehmer sehr erfolgreich waren, die das Programm nicht nur befolgten, sondern sich damit auseinandergesetzt hatten. Sie untersuchten, ob sich vorgeschlagene Schritte für sie eigneten. Das führte unter Umständen dazu, dass sie

Vorschläge ablehnten. Oder dazu, dass sie eigene Lösungen suchten, die besser zu ihrer Person, ihrem Tagesablauf oder ihrem Befinden passten. Wenn Kursteilnehmer eigene Pläne ankündigten, setzten sie diese fast immer erfolgreich in die Tat um. Und wenn der Erfolg einmal ausblieb, ließen sie sich dadurch weniger schnell entmutigen. Dies alles führte mich zu der Erkenntnis, dass die größte Hilfe, die ich zur Tabakentwöhnung bieten kann, die ist, die Entwicklung eigener Wege und Strategien zu unterstützen.

Das Buch gliedert sich in drei Teile: Vorbereitung, praktische Tipps rund um den Rauchstopp und langfristige Strategien. Im ersten Teil finden Sie Informationen und Anregungen, wie Sie sich auf den Rauchstopp vorbereiten. Was können Sie schon vor dem Rauchstopp tun, um Ihre Erfolgsaussichten zu vergrößern? Die Kapitel helfen Ihnen bei der Stärkung der Motivation, informieren über körperliche und psychische Abhängigkeit und regen zur Erkundung eigener Rauchgewohnheiten an, damit Sie gut gewappnet in die heiße Phase gehen.

Nachdem Sie die Entscheidung zur Rauchfreiheit und Ihre Vorbereitungen getroffen haben, gilt es nun zu handeln. Im zweiten Teil erfahren Sie, wie andere Ex-Raucher schwierige Klippen umschifft und Hürden gemeistert haben.

Der dritte und letzte Teil hilft, den Erfolg zu festigen. Sie erlernen langfristig wirksame Strategien, um mögliche Rückfälle zu vermeiden. Diese kündigen sich durch verschiedene Warnhinweise an. Wer aber die Signale erkennt, kann rechtzeitig gegensteuern.

Falls Sie das Rauchen schon aufgegeben haben und Lesestoff suchen, der Ihren Erfolg unterstützt, brauchen Sie das Buch nicht von vorn zu lesen. Sie können ruhig im letzten Teil einsteigen. Für Leser, die sofort und ohne Vorbereitung aufhören möchten, wäre der Beginn im zweiten Teil des Buches empfehlenswert. Es ist auch möglich, dass Sie zu einem späteren Zeitpunkt wieder zu den Anfangskapiteln zurückkommen, um zum Beispiel Ihre Motivation neu zu befeuern.

Für all diejenigen, die sich mit dem Gedanken tragen, das Rauchen in der nächsten Zeit aufzugeben, beginnt der Weg zum Nichtraucher jetzt!

Teil I
Die Vorbereitung

Grundlage der Motivation: Das Wissen – Fakten über das Rauchen

Sie schauen sich dieses Buch an, weil Sie mit dem Rauchen aufhören möchten oder zumindest damit liebäugeln, dieses Laster loszuwerden. Und nun beginnt das erste Kapitel gleich mit einer Reihe von Fakten, die Sie längst kennen! Wie langweilig! Dass Rauchen Lungenkrebs verursacht, tödlich sein kann oder süchtig macht, wissen Sie spätestens seit den Warnhinweisen des Bundesgesundheitsministeriums, die auf jedem Zigarettenpäckchen prangen. Und über die Inhaltsstoffe der Zigarette (Teer, Nikotin, Kohlenmonoxid) wollen Sie auch nicht mehr wissen als das, was Ihnen bereits hinlänglich bekannt ist. Sie wollen einfach nur aufhören, und das scheitert ja seit Jahren nicht am Wissen, oder?

Nun, Sie haben vollkommen recht: Wissen führt Sie nicht ans Ziel, zumindest nicht Wissen allein. Denn Raucher sind in aller Regel sehr gut über das Thema Zigaretten informiert – handeln also wider besseres Wissen. Das können sie vor allem deshalb, weil sie Künstler in der Realitätsverleugnung sind. Kaum ein erwachsener Raucher hätte wohl die Chuzpe, im Angesicht der beträchtlichen Risiken sich bewusst eine Zigarette anzuzünden. Lieber beruhigt er sich mit Gedanken wie, dass der morgendliche Husten Zeichen einer Erkältung ist, die sonstige gesunde Lebensweise die Gefahren des Rauchens aufwiegt, die ersten zehn Zigaretten am Tag nichts ausmachen und, und, und.

Leugnung ist ein Teil des Problems und Ehrlichkeit sich selbst gegenüber ein Teil der Lösung. Das heißt nicht, dass Raucher unehrlicher als Nichtraucher sind. Sie sind es nur bezogen auf das Rauchen.

Lesen Sie sich zur Stärkung Ihrer Motivation die Fakten zum Rauchen durch. Tun Sie dies schonungsloser als bisher, verschließen Sie nicht länger die Augen, sondern schauen Sie genau hin – ohne den Gedanken »Mich betrifft das nicht« im Hinterkopf.

Bevor ich Zahlen sprechen lasse: Schätzen Sie doch einmal, wie viele erwachsene Raucher es in Deutschland gibt und wie viele davon das Rauchen aufgeben möchten.

In Deutschland lebten 2009 zirka 82 Millionen Menschen. Von den über 15-Jährigen rauchte nur jeder Vierte. Nichtraucher bilden deutlich die Mehrheit (Statistisches Bundesamt, 2009). Hätten Sie das gedacht? Häufig wähnen sich Raucher in der Mehrheit oder schätzen das Verhältnis Raucher zu Nichtraucher zumindest ausgeglichen ein. Nein, Raucher befinden sich eindeutig in der Minderheit.

Betrachtet man die Zahlen für Frauen und Männer getrennt, so rauchen Männer häufiger. Allerdings nähern sich in diesem Punkt die Geschlechter kontinuierlich an, da Männer seltener zur Zigarette greifen als früher. Auf beide, Männer wie Frauen, trifft aber zu, dass sie, einmal damit angefangen, das Rauchen gern wieder beenden möchten. Hier dürfen Sie wieder schätzen: Was meinen Sie, wie hoch der Anteil der Raucher ist, die rauchfrei werden möchten?

Wie so oft ist die Antwort nicht ganz einfach. Sie ist selbstverständlich abhängig davon, wen man fragt und wie die Frage formuliert wird.

Betrachten wir zunächst die Jugendlichen und jungen Erwachsenen, die noch nicht allzu lange rauchen und – aller Wahrscheinlichkeit nach – noch keine körperlichen Folgen des Tabakkonsums spüren. Selbst sie sind nicht gerade begeistert von ihrem Tun. Zwei Drittel der jugendlichen Raucher bedauert es schon bis zum 18. Geburtstag, jemals mit dem Rauchen angefangen zu haben (Henningfield, Michaelidis & Sussman, 2000) und ebenso viele (68%) wollen innerhalb der nächsten sechs Monate das Rauchen aufgeben (Orth & Töppich, 2010). Und auch die älteren Raucher, die bereits unter den Folgen zu leiden haben, sind des Rauchens überdrüssig. In einer epidemiologischen Studie aus Deutschland wollten 91 Prozent der befragten über 50-Jährigen mit Herz-Kreislauf-Erkrankungen ihr Rauchverhalten ändern: 27 Prozent wollten das Rauchen reduzieren und 64 Prozent ganz damit aufhören. Nur jeder Zehnte (neun Prozent) war noch zufrieden mit der Zigarette (Breitling, Rothenbacher, Stegmaier, Raum & Brenner, 2009). Fällt Ihnen etwas auf? Richtig. Sowohl bei den Jungen als auch bei den Älteren ist der Anteil der unzufriedenen Raucher hoch. Kaum einer raucht ohne Wenn und Aber gern.

Warum ändern dann aber so wenige etwas an ihrem Rauchverhalten? Ganz offensichtlich liegt das auch daran, dass das Aufhören nicht so leicht fällt. Ein Beispiel dafür ist der berühmte Arzt und Begründer der Psychoanalyse Sigmund Freud. Er erkrankte infolge seiner Rauchgewohnheit an Krebs, und ein Großteil seines Unterkiefers musste entfernt werden. Doch obwohl er unter starken Schmerzen litt und um die Folgen des Rauchens wusste, hörte er nicht auf zu rauchen. Auch Mark Twain gehörte zu den abhängigen Rauchern. Von ihm stammt das Bonmot: »Mit dem Rauchen aufzuhören ist die einfachste Sache der Welt. Ich habe es schon hundertmal geschafft.«

Wahrscheinlich haben Sie selbst schon festgestellt oder bei anderen beobachtet, dass es gar nicht so einfach ist, das Rauchen aufzugeben. Rauchen ist eben nicht, wie die Tabakindustrie uns weismachen möchte, eine Angewohnheit, sondern eine Abhängigkeitserkrankung.

Die abhängigkeitserzeugende Wirkung wird dabei vor allem dem Nikotin zugesprochen, einem natürlichen Insektizid der Tabakpflanze, mit dem sie sich vor Schädlingen schützt. In größeren Mengen wirkt es tödlich: Ein Kleinkind kann am Nikotin einer einzigen verschluckten Zigarette sterben. In geringen Mengen entfaltet Nikotin im Gehirn seine Wirkung im Bereich des *Nucleus accumbens*. Dieser »Kern« wird auch »Belohnungszentrum« genannt, weil er bei Belohnungen aktiviert wird. In der Tierwelt zählen dazu die Nahrungsaufnahme bei Hunger, Wasser trinken bei Durst sowie das Paarungsverhalten (Carlson, 2004). Das Belohnungszentrum regt sich aber auch beim Konsum von Drogen, wie zum Beispiel Kokain, Opiaten, Alkohol und eben Nikotin. Ebenso reagiert der *Nucleus accumbens* auf Musik, Kuscheln und andere Tätigkeiten mit Belohnungswert. Das ist wichtig zu wissen, denn wenn Nikotin als Reiz wegfällt, ist es von Vorteil, das Belohnungszentrum anderweitig zu stimulieren. Dazu später mehr.

Das Besondere am Nikotin ist, dass es sehr schnell wirkt. Vom Moment des Anzündens einer Zigarette braucht es gerade mal zehn Sekunden (!), um seine Wirkung in Ihrem Kopf zu entfalten. (Falls Sie Schnupf- oder Kautabak bevorzugen, dauert es etwas länger.) Nun weiß man, dass besonders gut gelernt wird, wenn die Belohnung unmittelbar erfolgt. Das trifft auf die Zigarette vollkommen zu:

Der positive Effekt für den Raucher ist nahezu sofort zu spüren, wohingegen die langfristigen Folgen erst so verspätet eintreffen, dass sie von vielen Rauchern nicht in den Zusammenhang mit der Zigarette gebracht werden.

Diese langfristigen, krank machenden Folgen werden vor allem von den anderen Inhaltsstoffen der Zigarette verursacht. Neben Nikotin enthält die Zigarette nämlich 4000 (!) weitere Inhaltsstoffe, von denen einige nachweislich schädlich sind. Die IARC (International Agency for Research on Cancer) und die DFG (Deutsche Forschungsgemeinschaft) haben bislang neunzig Bestandteile des Tabakrauches als krebserzeugend identifiziert (Tabakatlas, Deutschland, 2009), wahrscheinlich wird diese Liste in den nächsten Jahren aber noch länger werden. Unter den heute schon bekannten Übeltätern befinden sich so illustre Gifte wie Arsen, das unter anderem zur Rattenbekämpfung eingesetzt wird, das Lösungsmittel Toluol oder Cadmium, auch bekannt durch seine Verwendung in Akkus und Autobatterien. Und mal ehrlich, wer möchte wissentlich Naphtalen (ja, ja, das aus der Mottenkugel), Phenol (das ist ein Unkrautvernichter) oder Formaldehyd (ein Konservierungs- und Desinfektionsmittel) zu sich nehmen? Und das ist längst nicht alles: Nickel, Polonium, Styrol, Blausäure, Ammoniak und vieles andere mehr tummelt sich auf der Schreckensliste.

Sie dachten, Sie rauchen ein pflanzliches Produkt – Tabak –, und nun staunen Sie, was eine Zigarette noch so alles enthält? Ja, wie um Himmels willen ist dieser ganze Dreck – Entschuldigung – in Ihre Zigarette gelangt? Bei Anbau, Trocknung, Fermentation und Aufbereitung werden Zusatzstoffe zugefügt, die den Gewinn erhöhen, den Geschmack und/oder den Geruch der Zigarette verbessern, das Einatmen des Rauches angenehmer machen oder die abhängigkeitsmachende Wirkung der Zigarette verstärken. Letzteres ist bei Ammonium der Fall: Es ändert den ph-Wert des Tabaks, so dass das Nikotin schneller freigesetzt wird. Dadurch kommt es schneller im Gehirn an und sorgt so für einen besseren »Kick« (Jopp, 2012). Zucker- und Aromastoffe beispielsweise nehmen dem Tabakrauch die Schärfe und ermöglichen es Ihnen, zahlreiche Giftstoffe noch tiefer einzuatmen.

Nun ist es per se nicht gesund, Papier inklusive Klebstoff und Tabak mit beigefügten Zusatzstoffen zu verschmoren und einzuatmen. Auch ein Stück Obst ist nur gesund, wenn wir es essen oder den Saft trinken, und nicht, wenn es geraucht wird. Haben Sie manchmal nicht selbst schon geahnt, dass Sie täglich einen ganzen Giftcocktail inhalieren? Viele Raucher leiden, auch ohne dass bereits gravierende Erkrankungen eingetreten sind, an Kopfschmerzen, Energielosigkeit und anderen Vergiftungsanzeichen.

Würde die gleiche Konzentration an Schadstoffen, die ein Raucher mit jedem Zug inhaliert, in der Raumluft an einem Arbeitsplatz herrschen, müssten nach den geltenden Vorschriften sämtliche Beschäftigte dort Atemschutzmasken tragen!

Einem Gärtner aus einem meiner Kurse reichte die Erwähnung einiger als Pflanzenschutzmittel verwendeter Gifte im Tabak, um das Rauchen unverzüglich einzustellen. Er konnte sich die Wirkungen der betreffenden Stoffe einfach zu gut vorstellen. Falls es Ihnen ähnlich geht und Sie einen besonderen Bezug zu bestimmten Inhaltsstoffen haben, dann prägen Sie sich diese gut ein und denken beim nächsten tiefen Zug aus der Zigarette daran, was genau Sie gerade einatmen. Oder Sie schreiben sich die Namen der Gifte auf und kleben Sie auf Ihr Zigarettenpäckchen. Wenn Sie Bilder einprägsamer finden, wählen Sie ein passendes Bild (zum Beispiel eine Batterie mit Blei, Cadmium und Nickel) und platzieren dies an einer geeigneten Stelle.

Was Tabakrauch enthält*

Inhaltsstoff	Anwendungsgebiet/Vorkommen	Gesundheitliche Auswirkung
Acetaldehyd	Zwischenprodukt bei organischen Synthesen	Krebserzeugend; reizt Augen und Atemtrakt; stört die Selbstreinigung der Lunge durch Lähmung der Flimmerhärchen
Acrylnitril	Produktion von Acrylfasern und Plastik	Krebserzeugend; reizt Schleimhäute; schädigt Augen; verursacht Kopfschmerzen, Schwindel und Übelkeit
Ammoniak	Putzmittel	Reizt schon in geringer Konzentration Augen und Atemwege; erhöht das Suchtpotenzial
Aromatische Amine, z. B. Anilin	Ausgangsprodukte bei Herstellung von Kunst- und Farbstoffen	Krebserzeugend (in Harnblase, Milz und Bauchhöhle); erbgutschädigend; giftig
Arsen	Rattengift	Krebserzeugend; Inhalation der Dämpfe erzeugt Schleimhautreizung; giftig
Benzol	Antiklopfmittel im Benzin	Krebserzeugend (Leukämie); erbgutschädigend

Inhaltsstoff	Anwendungsgebiet/Vorkommen	Gesundheitliche Auswirkung
Blausäure	Schädlingsbekämpfung	Giftig beim Einatmen; verursacht Kopfschmerzen, Schwindel und Erbrechen
Blei	Batterien	Krebserzeugend; erbgutschädigend; bei langfristiger Belastung Schäden am Gehirn, den Nieren, dem Nervensystem und an den roten Blutkörperchen
1,3-Butadien	Grundstoff in Autoreifen; Autoabgase	Krebserzeugend; erbgutschädigend; reizt Augen und Atemwege
Cadmium	Batterien	Krebserzeugend; erbgutschädigend; giftig; Schädigung der Nieren
Formaldehyd	Konservierungs- und Desinfektionsmittel	Krebserzeugend; erbgutschädigend; giftig; reizt Augen und Atemwege
Hydrazin	Raketentreibstoff	Krebserzeugend; giftig
p-Hydrochinon	Entwickler in der Fotografie	Krebserzeugend; erbgutschädigend; schädigt Binde- und Hornhaut des Auges

Inhaltsstoff	Anwendungsgebiet/Vorkommen	Gesundheitliche Auswirkung
Kohlenmonoxid	Autoabgase	Blockiert Sauerstofftransport im Blut; kann Blutgefäße schädigen
Nickel	Batterien und Metalllegierungen	Krebserzeugend; reizt Atemwege; verursacht Lungenentzündung; giftig
N-Nitrosamine	Gebrauchte Motoröle, Gummi	Krebserzeugend
Phenol	Unkrautvernichtungsmittel	Krebserzeugend; giftig; reizt Haut, Augen und Schleimhäute
Polonium-2120	Alpha-Strahler	Stark radiotoxisch; krebserzeugend;
Nitromethan	Treibstoff für Rennmotoren	Krebserzeugend
Polyzyklische aromatische Kohlenwasserstoffe (PAKs), z. B. Naphtalen	Verbrennungsabgase und Mottenkugeln	Krebserzeugend; erbgutschädigend
Styrol	Herstellung von Kunststoffen und -harzen	Krebserzeugend; verursacht Störungen des Zentralnervensystems, Kopfschmerzen, Erschöpfungszustände und Depressionen

Inhaltsstoff	Anwendungs-gebiet/Vorkommen	Gesundheitliche Auswirkung
Toluol	Zusatz in Benzin und Lösungsmitteln	Reizt obere Atemwege und Augen; führt zu Heiserkeit, Übelkeit, Schwindel, Kopfschmerzen und Schlafstörungen

* zitiert nach Tabakatlas, 2009

Auch wenn Sie diese Aufzählung kaltlässt, weil Sie mit den meisten Stoffen nichts verbinden, möchte ich besonders das Kohlenmonoxid hervorheben, das nicht krebserregend ist, Ihnen jedoch auf andere Art und Weise buchstäblich die Luft zum Atmen raubt. Kohlenmonoxid, das auch in Autoabgasen vorkommt, blockiert nämlich den Sauerstofftransport im Blut, indem es die Andockstellen der roten Blutkörperchen besetzt. Außerdem kann es Ihre Blutgefäße schädigen. Beim Rauchen eingeatmet, führt Kohlenmonoxid dazu, dass Sie über weniger Sauerstoff verfügen, als Sie benötigen, weshalb Ihre Hände und Füße häufig kalt sind.

Viel schlimmer aber ist, dass durch die Zigarette und ihre Inhaltsstoffe eine Reihe von Gesundheitsrisiken verursacht werden: Zunächst sind da zwei schwerwiegende, hinlänglich bekannte Krankheitsgruppen, die durch das Rauchen bedingt werden: Krebs und Herz-Kreislauf-Erkrankungen. Das wissen Sie und ich, und die Fakten sind schnell zusammengefasst: neunzig bis 95 Prozent aller Lungenkarzinome sind dem Rauchen geschuldet, und auch wenn man sämtliche Krebsformen betrachtet, spielt die Zigarette eine unrühmliche Rolle. In den USA könnten dreißig Prozent aller Krebsfälle verhindert werden, wenn niemand rauchen würde (Newcomb & Carbone, 1992). Dies betrifft nicht nur Krebsarten entlang der »Rauchstraße«: im Mund-, Nasen- und Rachenraum, in Speiseröhre und Kehlkopf sowie Lunge und Bronchien. Raucher haben auch ein um fünfzig bis 200 Prozent erhöhtes Risiko, an Gebärmutterhals-, Bauchspeicheldrüsen-, Blasen-, Nieren- oder Magenkrebs zu erkranken.

Ebenso werden 35 Prozent aller kardiovaskulären Todesfälle auf das Rauchen zurückgeführt. Jedes Jahr sterben 100 000 bis 140 000 Menschen in Deutschland an den Folgen des Rauchens. Dies sind mehr Tote als durch Verkehrsfälle, Aids, Alkohol, illegale Drogen, Morde und Selbstmorde zusammengenommen.

Wahrscheinlich bringen Sie diese allgemeinen statistischen Zahlen nicht aus der Ruhe, denn offensichtlich leben Sie Ihr eigenes, ganz individuelles Leben. Oder der Gedanke an Krebs, Herzinfarkt und Schlaganfall macht Sie so betroffen, dass Sie gleich das Bedürfnis verspüren, sich eine anzuzünden. Beide Reaktionen bringen Sie aber Ihrem Ziel nicht näher. Nach meinen Erfahrungen ist es weitaus motivierender, die eigene Krankheitsgeschichte zu betrachten und zu recherchieren, welche Beschwerden und »Zipperlein« nach dem Rauchstopp verschwinden oder sich zumindest bessern könnten. Viele meiner Kursteilnehmer antworten auf die Frage nach gesundheitlichen Beschwerden zunächst, sie hätten keine, sie würden schon zwanzig Jahre ohne Nebenwirkungen rauchen! Das liegt vielleicht daran, dass Raucher relativ schnell lernen – und das weiß ich aus eigener Erfahrung –, ihr schlechtes Gewissen dem eigenen Körper gegenüber zu beruhigen. Husten? Ja, das ist die jahreszeitübliche Erkältung! Und Kurzatmigkeit beim Sport oder beim Treppensteigen? Im Vergleich zu gleichaltrigen Nichtrauchern bin ich doch ganz gut in Schuss.

Bei näherer Betrachtung fallen jedoch Symptome ins Auge, die die Betroffenen nie mit dem Rauchen in Verbindung gebracht haben. Gemeint sind Beschwerden wie zum Beispiel Zahnfleischbluten. Wussten Sie, dass bei Rauchern Paradontitis sechsmal häufiger, Zahnverlust und Verlust der Implantate sogar siebenmal häufiger auftreten? Die gute Nachricht ist, dass sich das Zahnfleischbluten nach dem Rauchstopp wieder bessern kann. Manchmal geschieht das sogar innerhalb weniger Wochen.

Oder Erkrankungen der Augen: Durch den Qualm kommt es unter Umständen zu Sehstörungen. Und Augenleiden, die ursprünglich nicht durch Zigaretten verursacht sind, verschlimmern sich durchs Rauchen weiter, wie beispielsweise der graue Star.

Oder denken Sie an Ihren Rücken. Haben Sie Rückenschmerzen, oder leiden Sie an den Folgen eines Bandscheibenvorfalls? Ja? Dann sollten Sie sich bewusst machen, dass Sie durch das Rauchen Ihren Bandscheiben die Sauerstoffzufuhr beschneiden. Das nehmen Ihre Bandscheiben übel und reagieren mit verringerter Flexibilität. Auch in diesem Fall kann der Rauchstopp dazu führen, dass die Beschwerden sich bessern.

Sind Sie öfter erkältet oder vergrippt? Rauchen kann eine Ursache sein, denn es mindert die Infektabwehr.

Sehen Sie älter aus, als Sie sind? Die Haut leidet unter dem Rauchen, erholt sich aber – zumindest teilweise – nach dem Rauchstopp wieder.

Die Liste der Beschwerden, die durch Rauchen ausgelöst oder verschlimmert werden, ließe sich noch lange fortführen. Ich möchte es bei diesen Beispielen belassen und Sie auffordern, sich die Zeit zu nehmen, die eigenen Beschwerden/Krankheiten aufzulisten und deren Zusammenhang mit dem Rauchen zu erforschen. Tun Sie dies nicht, um sich mit einem schlechten Gewissen zu beladen, sondern um sich Ihren Gewinn nach dem Rauchstopp zu verdeutlichen. Denn wer möchte nicht über einen strahlenden Teint, blitzweiße und gesunde Zähne verfügen und weniger unter Rücken- und Kopfschmerzen leiden? In diesem Sinne schlägt der Rauchstopp jede Wellnessfarm um Längen.

Die Abwahl der Zigarette: Die Entscheidung für die Rauchfreiheit

Wollen Sie wirklich aufhören zu rauchen? Sie halten das für eine Scherzfrage? Wieso hätten Sie wohl sonst dieses Buch gekauft, klar wollen Sie aufhören! Auch wenn Sie innerlich diese Entscheidung schon getroffen haben, ist es gut, dieser Frage ein wenig Zeit zu widmen. Denn nach dem Rauchstopp kommt mit großer Wahrscheinlichkeit der Zeitpunkt, an dem die Lust auf eine Zigarette Ihre Entschlussfreude dämpft und Sie plötzlich nicht mehr wissen, wieso und ob Sie überhaupt aufhören wollten. Auf diese Situation bereiten Sie sich nun vor. Und wenn der Augenblick dann kommt, dann wissen Sie zumindest: »Ich habe eine klare Entscheidung für die Rauchfreiheit getroffen! Und das habe ich aufgrund von Argumenten getan.« Wenn Sie sich dann noch an Ihr stärkstes Argument für die Rauchfreiheit erinnern, dann haben Sie gewonnen.

Um Ihre Entscheidung zu überprüfen, können Sie alle möglichen Dinge tun. Sie könnten mit Ihren Freunden und Bekannten reden, meditieren, Patiencen legen usw. Eine nicht besonders fantasievolle, aber einfach umsetzbare Möglichkeit, eine Entscheidung zu dokumentieren, ist die Pro- und Kontraliste:

Auf die *linke Seite* schreiben Sie *die Vorzüge des Rauchens.* Die gibt es nicht, finden Sie? Aus der Sicht des Nichtrauchers haben Sie wahrscheinlich recht. Argumente dafür zu finden, für viel Geld stinkende kleine Papierrollen in den Mund zu nehmen, diese anzuzünden, um dann seine Gesundheit zu schädigen, schlechten Geschmack und Geruch zu erzeugen – wozu soll das gut sein? Aber Sie sind Raucher, und Raucher lernen über die Jahre all die Argumente, wozu Zigaretten gut sind. Ob diese Argumente zutreffen, spielt an dieser Stelle gar keine Rolle. Wichtig ist nur, dass Sie Ihre verinnerlichten Fürsprecher auflisten und gegen das abwägen, was Sie als Nichtraucher gewinnen werden.

Also gehen Sie in sich und fragen sich, was Sie nach dem Rauchstopp vermissen werden. Sind es die »geselligen« Zigaretten mit anderen? Ist es die hungerdämpfende Wirkung des Rauchens, oder wird Ihnen die Zigarette nach einem guten Essen fehlen? Erst wenn Ihnen dazu nichts mehr einfällt, wenden Sie sich der anderen, der *rechten Seite* Ihrer Liste zu: *den Vorteilen des rauchfreien Lebens.* Auch hier überlegen Sie bitte sorgfältig. Wichtig ist, Ihre Argumente möglichst genau und nachprüfbar zu formulieren. Viele Kursteilnehmer nennen zum Beispiel bessere Gesundheit als Argument für die Rauchfreiheit. Sie haben recht. Gleichgültig wie alt

Sie sind, Sie tun Ihrer Gesundheit etwas Gutes, wenn Sie rauchfrei werden. Und wenn Sie Ihren Entschluss zum Rauchstopp früh genug fassen, können Sie einen Großteil der durch das Rauchen entstandenen Krankheitsgefahren sogar abwenden. Zu diesem Schluss kam eine Studie mit 1,3 Millionen Engländerinnen: Raucherinnen, die bis zum 30. Lebensjahr aufhörten, vermieden 97 Prozent der »Raucher-Risiken«, diejenigen, die bis zum 40. Geburtstag abstinent wurden, entledigten sich neunzig Prozent dieser Risiken (Pirie, Peto, Reeves et al., 2012). Selbstverständlich ist der Rauchstopp gut für Ihre Gesundheit. Aber wie zeigt sich eine bessere Gesundheit? Meist fühlen sich die Betroffenen gesundheitlich eigentlich recht wohl und können nach dem Rauchstopp daher keine allgemeine Verbesserung des Gesundheitszustandes feststellen. Dies führt dazu, dass das Argument der allgemeinen Gesundheit während schwieriger Phasen auf den Ex-Raucher nicht motivierend wirkt. Anders verhält es sich, wenn die Angst vor bestimmten Erkrankungen oder einzelne vorhandene Beschwerden, die in Verbindung mit dem Rauchen stehen (wie Raucherhusten, hoher Blutdruck etc.) aufgelistet werden. Sowohl Ängste als auch tatsächliche Beschwerden können durch die Abstinenz positiv beeinflusst werden.

In den letzten Jahren wurden von verschiedenen Forschergruppen Belege dafür gefunden, dass gefährliche chemische Veränderungen von Genen, die durch Tabakgifte verursacht werden, nach dem Rauchstopp zumindest teilweise wieder verschwinden können (»Rauchzeichen auf dem Erbgut«, in: *Apothekenumschau,* Mai 2013). Unter anderem lagern sich beim Rauchen weniger Methylgruppen an verschiedene Gene an, was dazu führt, dass das jeweilige Gen stärker aktiviert wird und sich Zellen schneller teilen und vermehren. Es kann zu Tumoren oder, zum Beispiel bei zu starker Blutgerinnung, zu Herz-Kreislauf-Erkrankungen kommen. Allerdings normalisierte sich in Untersuchungen diese Genmethylisierung, und zwar umso mehr, je mehr Zeit seit dem letzten Zug vergangen war. Anders ausgedrückt: Nach dem Rauchstopp erholt sich ihr Körper bis hin zur kleinsten Molekülebene. Diese Normalisierung ist so tief greifend, dass sogar über lange Zeit erworbene gesundheitliche Risiken in relativ kurzer Zeit zumindest teilweise abgebaut werden. Wenn das nicht einen zusätzlichen Motivationsschub, rauchfrei zu werden und zu bleiben, hervorruft, was dann?

Ein sehr guter Grund für einen Rauchstopp ist auch ein bevorstehender operativer Eingriff, denn Rauchen ist ein bekannter Risikofaktor für Komplikationen, die während oder nach der Operation auftreten können. Wenn Sie sechs bis acht Wochen vor einer geplanten Operation mit dem Rauchen aufhören, sinkt Ihr Risiko schon bedeutsam (Moller & Tonnesen, 2006).

Bei all Ihren Gründen für die Rauchfreiheit wäre es gut, wenn Sie sich dazu Situationen vorstellen könnten. Zum Beispiel ist Fitness und Kondition ein häufig genanntes Motiv. Falls dies auch auf Sie zutrifft, stellen Sie sich möglichst genau vor, welche Leistung Sie erreichen wollen, wie viele Treppenstufen Sie, ohne schwer zu atmen, erklimmen möchten, wie viele Meter/Minuten Sie spazieren/walken/joggen möchten oder welchen Berg Sie bezwingen wollen. Möchten Sie ein Vorbild sein für Ihre Kinder, dann stellen Sie sich vor, in welchen Situationen Sie stolz auf sich sein werden etc.

Es gibt eine Reihe weiterer guter Gründe, warum Raucher von der Zigarette loskommen möchten. Für mich ist im Nachhinein die Wiederherstellung der Selbstachtung ein ganz wichtiger: keine Situationen mehr, in denen ich mir schamvoll eine anzündete, obwohl Kinder zugegen waren oder ich andere Nichtraucher einnebelte, kein schlechtes Gewissen mehr, dass ich den eigenen Körper schädige, nicht die bange Frage, ob andere meinen Raucheratem wahrnehmen und so weiter. Aber ich will Ihnen gar keine Gründe für die Rauchfreiheit in den Mund legen. Es ist Ihr Projekt: Nehmen Sie sich Zeit und wägen Sie ab.

Wenn Ihre persönliche Liste vollständig ist, dann prüfen Sie sich noch einmal: Wollen Sie wirklich aufhören zu rauchen? Nur, wenn Sie mit »Ja« antworten, sind Sie bereit, die Chefrolle in Ihrem Projekt »Ich werde Nichtraucher« zu übernehmen. Nun, da Sie Ihre Entscheidung getroffen haben, können Sie die nächsten Schritte planen!

Wenn Sie mit »Nein« antworten – und damit meine ich ein klares deutliches Nein, gleichbedeutend mit »Ich sehe alle negativen Nebenwirkungen, will aber trotzdem weiter rauchen« –, dann rauchen Sie bitte weiter. Ein Rauchstopp bedarf immer des Willens des Rauchers. Niemand – kein Medizinmann, kein Hypnotiseur, kein Nichtrauchertrainer, keine Freundin und kein Partner kann Ihnen Ihre Entscheidung für die Rauchfreiheit abnehmen. Zu sagen: »Ich wäre gern Nichtraucher, will aber nicht mit dem Rauchen aufhören«, führt höchstwahrscheinlich dazu, dass sich nichts ändert. Die meisten Raucher kennen diese Ambivalenz. Kaum einer will mit ganzem Herzen Nichtraucher werden, genauso wie es wenige Raucher gibt, die 100-prozentig hinter ihrer Sucht stehen. Das Gros der Raucher würde gern aufhören und weiter rauchen. Zwiespältige Gefühle sind normal und dürfen zunächst auch sein. Wenn die Mehrheit der Argumente für das Weiterrauchen spricht, dann rauchen Sie probehalber weiter. Gehen Sie dabei aber bewusster mit den Risiken um, als Sie es bisher getan haben. Beobachten Sie sich beim Rauchen: Empfinden Sie Freude, schmeckt es Ihnen, welche Nachteile nehmen Sie wahr? Nach ein bis zwei Wochen wiederholen Sie die Pro- und

Kontraliste und betrachten erneut, zu welchem Ergebnis Sie kommen.

In meinen Kursen standen Raucher, die sich bei der Pro- und Kontraliste nur schwer für das Nichtrauchen entscheiden konnten, häufig unter starkem Druck von außen: der Ehepartner oder der Arzt wollte, dass sie aufhören. Häufig waren massive gesundheitliche Konsequenzen des Rauchens schon eingetreten. Das führte bei den Betroffenen dazu, dass sie nicht mehr über ihre eigenen Pläne nachdenken konnten. Trotzig unterstrichen sie alle Vorteile des Rauchens und fügten hinzu, leider müssten sie aufhören. Allerdings ist die Vorstellung, etwas zu »müssen«, nicht förderlich für die eigene Motivation. Sie produziert eher heimliche Raucher, die für die Lieben zu Hause oder für den Arzt so tun, als ob sie aufgehört hätten. Und mancher Raucher mit stark motivierten Mitmenschen startet zwar einen Aufhörversuch, scheitert aber bald. Der Satz »Ich musste einfach wieder rauchen« beendet dann den Versuch. Seien Sie also ehrlich: Wollen Sie wirklich aufhören? Oder wollen Sie mit allen schlimmen Konsequenzen weiter rauchen? Überlassen Sie diese Entscheidung nicht anderen. Und wenn Sie rauchfrei werden wollen, machen Sie das Nichtrauchen zu Ihrer »Chefsache« – unabhängig davon, was andere sagen.

Haben Sie sich für die Rauchfreiheit entschieden, dann besteht der nächste Schritt darin, Ihre stärksten Argumente für die Rauchfreiheit auszuwählen. Was wollen Sie mit der Abstinenz erreichen, und welches der erwünschten Ziele würde Sie am meisten freuen, wenn es durch die Rauchfreiheit einträte?

Haben Sie Ihr stärkstes Motiv, dasjenige, das Ihnen die Kraft gibt, das Rauchen zu beenden, identifiziert, ist schon die Hälfte geschafft. Denn von der Rauchfreiheit trennen Sie nur die Motivation – und die haben Sie ja – und das Gewusst-wie, also der Routenplan, und der kommt in den nächsten Kapiteln.

Für viele Ex-Raucher war der Grund, warum sie aufhörten, der Schlüssel zum Erfolg. Wissen Sie, warum Sie aufhören wollen? Kennen Sie Ihr stärkstes Argument? Weil Ihr Motiv Ihr Motor zum Handeln ist, lohnt es sich, dass Sie sich intensiv damit beschäftigen. Sie könnten zum Beispiel eine Zeichnung anfertigen, die Sie an einem gut sichtbaren Ort aufhängen, oder ein Musikstück suchen, das Sie mit Ihrem Ziel verbinden, oder ein Foto, einen Cartoon oder etwas anderes, das Ihnen Ihren persönlichen Aufhörgrund verdeutlicht. Dabei kommt es nicht darauf an, dass Sie ernst und angestrengt vorgehen. Eine spielerische Suche nach Symbolen, Tönen, Gerüchen und Bildern erfüllt denselben Zweck und macht viel mehr Spaß. Wichtig ist dabei, dass Sie Ihr Ziel positiv abbilden. Sie sollten also zum Beispiel keine abschreckenden Bilder von Raucherkrankheiten sammeln, sondern Abbildungen, die mit Gesundheit und Wohlbefinden assoziiert sind. Das hat zwei Gründe: Zum einen beinhaltet ein positiv formuliertes Ziel eher eine Handlungsaufforderung als ein negativ formuliertes. Wenn ich beispielsweise meinen dreijährigen Sohn auffordere, er solle aufhören, das Spielzeugauto auf den Tisch zu schlagen, hat das weniger Erfolg, als wenn ich ihn bitte, mit dem Auto auf dem Boden zu fahren. Zum anderen führen abschreckende Bilder wie etwa von Raucherbeinen bei Rauchern zu Ängsten und Gewissensbissen. Diese wiederum sind Auslöser für die nächste Zigarette, die zur Beruhigung geraucht wird. Überhaupt scheint Abschreckung nur dann eine positive Wirkung zu entfalten, wenn sie auf Nichtraucher trifft.

Und dann hat es »Klick« gemacht

Viele Raucher, die in meine Kurse kommen, äußern die Hoffnung, es werde bei ihnen »Klick im Kopf« machen und dadurch würde der Rauchstopp ganz einfach gelingen. Dieses Kapitel handelt davon, was dran ist am »Klick im Kopf« und wie Sie diesen bewusst für Ihre eigene Tabakentwöhnung forcieren können.

Wer kennt sie nicht: Die Ex-Raucher, die von einem Tag auf den anderen den Zigaretten Ade sagten und nie wieder eine anrührten. Deren Erfahrungsberichte klingen immer so, als sei es ganz einfach, reine Kopfsache, es müsse nur Klick machen. Tatsächlich hat die Mehrheit der Ex-Raucher das Rauchen spontan und ohne Hilfsmittel beendet. Allerdings sind die meisten von ihnen nur mäßig erfolgreich (noch nicht einmal jeder Zehnte schaffte es, ohne Hilfsmittel wie etwa Bücher, Beratung oder Medikamente über ein Jahr hinweg abstinent zu bleiben). Dennoch: Die Klick-Ex-Raucher, die scheinbar mühelos ans Ziel gelangten, laufen herum und dienen zahllosen Noch-Rauchern als Argument, sich weiterhin Zigaretten anzuzünden. Denn wenn es dann Klick macht, wird es ja ganz einfach sein. Und warum sollte man sich heute schon mit der Entwöhnung abplagen, wenn es doch in Zukunft nach dem Klick ganz leicht fallen wird, rauchfrei zu werden? Ja, warum?

Zunächst ist die Frage, ob es jemals auch bei Ihnen Klick machen wird. Es mag ja sein, dass es Menschen gibt, deren Entschluss, das Rauchen zu beenden, plötzlich fällt, aber es ist nicht gesagt, dass es jedem Raucher einmal so ergehen wird. Und selbst wenn Sie wüssten, dass bei Ihnen dieser Moment kommen wird, würden Sie dann nicht lieber jetzt schon Nichtraucher werden, anstatt wichtige Jahre Ihres Lebens weiter zu verrauchen? Denn vielleicht kommt der Klick bei Ihnen ja erst in zwanzig Jahren. Oder doch nie.

Außerdem bezweifle ich, dass der spontane Entschluss zum Rauchstopp die Sache wesentlich vereinfacht. Zum einen werden diejenigen, die sich nach dem Klick durch die ersten rauchfreien Wochen quälten – schlechte Laune, Gewichtszunahme und Reizbarkeit inklusive –, von den Auswirkungen wahrscheinlich nicht so weitschweifig berichten wie diejenigen, denen das Nichtrauchen leichter fiel. Zum anderen werden etwaige Nebenwirkungen in der ersten Zeit nach dem Rauchstopp von Ex-Rauchern erfolgreich ausgeblendet, da sie insgesamt betrachtet immer eine recht kurze Zeitspanne von wenigen Wochen betreffen.

Trotzdem spielt der »Klick im Kopf« auch bei Ihnen eine Rolle, wenn Sie ihn als Entschluss zum

Handeln betrachten beziehungsweise als Startschuss, das Rauchen zu beenden. Und das ist etwas, was bei Ihnen ähnlich abläuft wie bei den Ex-Rauchern mit scheinbar spontanem Entschluss. Um das zu erläutern, muss ich ein wenig weiter ausholen, bis zurück zu den Zeiten, als das Rauchen noch so richtig Spaß machte.

Bei jedem Raucher spielen in der Anfangsphase des Konsums positive Motive eine Rolle. Mit Zigarette wirkt der Jugendliche vermeintlich erwachsener, cooler, kommt in der Clique besser in Kontakt und so weiter. Irgendwann im Erwachsenenalter zeigen und mehren sich die negativen Aspekte des Rauchens. Der morgendliche Husten beginnt, die Finger stinken, es ist einem peinlich, im Restaurant zwischen der Bestellung und dem Essen oder zwischen den einzelnen Gängen vor die Tür zu gehen, um eine zu rauchen, etc. All dies läuft bei den Klick-im-Kopf-Rauchern relativ unbewusst, mehr im Hintergrund ab. Die Motivation zum Rauchstopp häuft sich quasi unbemerkt hinter dem Rücken des Rauchers an, und dann – zack – reicht ein kleiner Auslöser, ein Funke bloß, um das Ende der Raucherkarriere einzuläuten. Bei mir selbst war es so: Nichtraucher-Freund, Nichtraucher-WG, Dissertation zum Thema Nikotinprävention, Nichtraucher-Büro mit verschämten Zigarettenpausen neben dem Kopierer unter Beobachtung nichtrauchender Vorgesetzter konnten mich nicht dazu bewegen, von der Zigarette zu lassen. Ich rauchte gern, und damit basta. Allerdings reichte ein Satz beim Essen mit dem Freund für den sofortigen und endgültigen Ausstieg: »Könntest du mit der Zigarette warten, bis ich mit dem Essen fertig bin?« Peinlich berührt und mit Schamesröte im Gesicht, drückte ich die Zigarette aus. Und das war es für mich. Erst im Nachhinein merkte ich, wie groß meine Motivation zur Rauchfreiheit schon gewesen sein muss.

Nun gehören Sie aber zu den Zeitgenossen, die mit dem Kauf dieses Buches bewiesen haben, dass Sie einen bewussten Entschluss zum Nichtrauchen getroffen haben. Das ermöglicht Ihnen, Ihre Chancen, Ihr Ziel zu erreichen, durch eine gute Vorbereitung zu erhöhen. In Sachen »Klick im Kopf« bedeutet das: Beschäftigen Sie sich mit den negativen Seiten des Rauchens und achten Sie bewusst darauf, was Sie alles daran stört. Das ist zwar unangenehm, wird Ihnen aber den Entschluss zum Handeln sehr erleichtern. Hilfreich dabei ist eine genauere Dokumentation Ihres Rauchverhaltens.

Das Rauchen entzaubern: Beobachten Sie sich selbst

Selbstverständlich dürfen Sie, wenn Sie es wünschen, schon jetzt aufhören zu rauchen. Falls Sie aber noch ein paar Tage für den Abschied brauchen, dann nutzen Sie diese, um Ihre Rauchgewohnheiten zu erkunden. Die Selbstbeobachtung kann Ihnen gleich zweifach auf Ihrem Weg zum Nichtraucher helfen: Wenn Sie genauer hinschauen, wie viel und aus welchen Gründen Sie rauchen, stärkt das Ihren Entschluss. Und Sie können (müssen aber nicht) diese Phase bereits zur Reduktion nutzen.

Zur Selbstbeobachtung gehört, nebenbei bemerkt, auch eine »neue Ehrlichkeit«. Wie viele Zigaretten rauchen Sie täglich? Ich kann mich erinnern, dass ich auf diese Frage, als ich noch rauchte, meist antwortete: »So ein knappes Päckchen – etwa.« Insgeheim merkte ich schon, dass, wenn ich morgens das Päckchen vom Vortag zu Ende rauchte und mir dann ein neues holte, sich auch dieses gegen Abend bereits wieder leerte ... Auch in meinen Nichtraucherkursen fallen die Antworten auf die Mengenfrage zunächst recht nebulös aus. Klar, solange Sie weiter rauchen wollen, ist der Blick auf die eigenen Rauchgewohnheiten unangenehm und zweckfrei. Wollen Sie aber Nichtraucher werden, können Sie aus der neu gewonnenen Selbsterkenntnis Hilfestellungen für das Aufhören ziehen: In welchen Situationen rauchen Sie besonders viel? Sind Sie eher der Typ Stressraucher, der bei der Arbeit viel raucht, oder brauchen Sie die Zigarette eher in Ihrer Freizeit? Wie viele Zigaretten zünden Sie unbewusst und automatisch an, und wie viele davon verglühen im Aschenbecher? Gibt es Situationen, in denen Sie jetzt schon besonders gern ohne Zigarette auskämen, oder solche, vor denen Sie sich besonders fürchten ohne die vermeintlich hilfreiche Zigarette?

Ihre Selbstbeobachtung ermöglicht es Ihnen festzulegen, ob Sie eher an einem Arbeitstag aufhören wollen oder am Wochenende. Wollen Sie vorab reduzieren, dann fangen Sie mit den »leichten« Situationen an. Sie schaffen sich auf diese Weise »rauchfreie Inseln«, auf die Sie sich in den ersten tabakabstinenten Tagen zurückziehen können. Allerdings gibt es auch Ausnahmen: Einer meiner Kursteilnehmer begann seine »Reduktionsphase« mit seiner schwersten Situation: Er ließ die Frühstückszigarette weg – und war nach zwei Tagen rauchfrei.

Sie können die Selbstbeobachtungsphase gestalten, wie Sie möchten. Eine effektive Möglichkeit, das eigene Rauchverhalten zu erkunden, ist das Führen eines Protokolls. Suchen Sie sich zwei Tage – einen Arbeits- und einen freien Tag – aus und machen Sie für jede Zigarette, die Sie rauchen, einen Strich, und zwar, *bevor* Sie sie anzünden. Das hat den Vorteil, dass Sie »automatische« Zigaretten, also solche, die Sie erst bemerken, wenn Sie den vollen Aschenbecher ausleeren, vermeiden.

Nachfolgende Tabelle finden Sie zum Ausschneiden oder Kopieren auch in Zigarettenschachtelgröße am Endes des Buchs!

Uhrzeit	**Anlass**	**Stimmung vorher**			**Suchtdruck (in Prozent)**
		+	Neutral	–	
Bis 7:00					0 100
7:01–9:00					0 100
9:01–11:00					0 100
11:01–13:00					0 100
13:01–15:00					0 100
15:01–17:00					0 100
17:01–19:00					0 100
19:01–21:00					0 100
21:01–23:00					0 100
Nach 23:00					0 100

Es gibt Menschen, die sehr gern ein Rauchertagebuch führen und dabei schrittweise ihren Konsum bis zum Nichtrauchen dokumentieren wollen. Gehören Sie auch dazu? Dann kopieren Sie sich die »Selbstbeobachtungstabelle« mehrere Male und legen Sie los. Wenn Sie es aber eher als quälend empfinden, jede Zigarette zu registrieren, dann halten Sie sich an die vorgeschlagenen zwei Tage (mit oder ohne Protokoll) und ziehen Sie aus diesen Ihre Erkenntnisse. Diese sind selbstverständlich davon abhängig, was für ein »Rauchtyp« Sie sind. Beispielsweise kann es sein, dass Sie bemerken, dass Situationen und Anlässe für Ihr Rauchverlangen eine geringe Rolle spielen und dass Sie einfach über den Tag verteilt, in regelmäßigen Abständen rauchen. Das würde darauf hindeuten, dass Sie versuchen, Ihren Nikotinpegel aufrechtzuerhalten, was wiederum auf eine stärkere körperliche Nikotinabhängigkeit hinweist. In diesem Fall sollten Sie über die Anwendung von Nikotinersatzpräparaten nachdenken (Kapitel »Hilfe aus dem Arzneischrank«). Oder aber Ihnen fällt auf, dass Sie zu bestimmten Tageszeiten gar kein Rauchverlangen haben. Dann könnten Sie die zigarettenfreien Zeiten bewusst ausbauen. Oder Ihr Protokoll zeigt, dass Sie vor allem aus Langeweile rauchen. In diesem Fall könnten Sie schon einmal darangehen, ein abwechslungsreiches Programm für die ersten rauchfreien Tage zu planen.

Wenn Sie das Protokollieren sehr nerven sollte, können Sie es als Aufhörhilfe benutzen: Verpflichten Sie sich weiterhin dazu. Vielleicht hören Sie ja auf zu rauchen, weil Sie das Protokollieren so ärgerlich finden (so geschehen bei einer Kursteilnehmerin).

Beobachten Sie sich und andere beim Rauchen. Wie sehen Sie dabei aus? Finden Sie sich attraktiv mit Zigarette, oder ärgern Sie sich über gelbe Zähne und schlechte Haut? Wie sehen andere beim Rauchen aus? Schauen Sie sich Raucher an der Haltestelle an oder die Nachbarn, die auf dem Balkon bei Wind und Wetter ihre Sucht befriedigen. Meist bieten Raucher in der Öffentlichkeit einen recht traurigen Anblick. Sie müssen halt ihre »Notdurft« (im ursprünglichen Wortsinn von »zum Leben Nötiges«) verrichten. Seien Sie bei Ihren Beobachtungen ruhig kritisch und der Zigarette gegenüber unfair. Sie sind der Zigarette nichts schuldig. Teil der Tabakabhängigkeit ist nämlich Ihr Gefühl, loyal und fair gegenüber der Zigarette und allen Rauchern sein zu müssen. »Ich will kein intoleranter Nichtraucher werden« oder »Wenn ich ohne Zigarette in den ersten Wochen schlecht gelaunt bin, fange ich wieder an zu rauchen, denn das kann ich den anderen nicht antun«, lauten die gängigen Argumente. Den Gipfel solcher Äußerungen erreichte ein Ehepaar in einem meiner Kurse, das die nach dem Rauchstopp übrigen Zigaretten der Tochter schenken wollte. So etwas können die meisten Raucher verstehen, weil sie der Zigarette Wertschätzung entgegenbringen. (»Zigaretten kann man nicht wegwerfen, weil sie so teuer sind.«) Ich meine: Vergessen Sie Ihre Wertschätzung für den krank machenden, überteuerten und stinkenden Glimmstängel, und fragen Sie sich ernsthaft, ob Sie wirklich einem geliebten Menschen gönnerhaft den Sargnagel überreichen wollen, nachdem Sie selbst aus gesundheitlichen Motiven das Rauchen aufgegeben haben? Üben Sie am besten schon einmal, ein paar Zigaretten oder gar ein ganzes Päckchen zu zerknüllen oder zu zertreten. Sie tun es für sich, Ihre Gesundheit, Ihre Unabhängigkeit.

Warum Sie wirklich rauchen

Ihre Selbstbeobachtung bringt Sie dem Thema näher, wie das Rauchen eigentlich funktioniert beziehungsweise warum Sie rauchen. Die häufigsten Antworten von Rauchern in Nichtraucherkursen auf diese Frage lauten a) weil ich süchtig beziehungsweise abhängig bin und b) aus Gewohnheit. Außerhalb von Nichtraucherkursen gibt es zusätzlich diejenigen Raucher, die die Zigarette genießen, gern rauchen oder Ähnliches. Aber auch Raucher, die aufhören wollen, haben den Eindruck, dass ihnen die Zigarette in bestimmten Situationen guttue.

Dabei ist das Faszinierende, dass sie sich in einer perfekten Illusion befinden: Raucher haben den Eindruck, die Zigarette würde ihre Stimmung positiv beeinflussen, sie würde entspannen, beruhigen, Langeweile vertreiben, anregen etc. Dabei hebt die Zigarette nur die negativen Erscheinungen auf, die durch das Absinken des Nikotinspiegels entstehen. Von außen betrachtet ist klar, dass es dem Raucher durch die Zigarette keinen Moment besser geht als dem Nichtraucher, sondern dass er sich im Gegenteil zwischendurch immer wieder schlechter fühlt aufgrund der Entzugserscheinungen.

Wollen Sie wissen, warum Sie rauchen, müssen Sie Ihre körperliche Reaktion auf das Rauchen verstehen. Sobald Sie an der Zigarette ziehen, arbeitet Ihr Körper (vor allem Leber und Nieren) auf Hochtouren daran, dieses Gift wieder loszuwerden. Er tut dies in Bezug auf das Nikotin verlässlich und relativ schnell: Es dauert nur zwei Stunden, bis die Hälfte des Nikotins abgebaut ist (Benowitz, 2009). Das Nikotinabbauprodukt Cotinin ist danach noch zwanzig bis dreißig Stunden im Blut nachweisbar. Wie schnell der Nikotinstoffwechsel arbeitet, ist allerdings von Person zu Person unterschiedlich. Zum einen hängt er von genetischen Voraussetzungen ab, zum anderen kann er durch hormonelle Veränderungen beeinflusst werden. So funktioniert die Verstoffwechselung bei schwangeren Frauen beispielsweise schneller (Benowitz, 2009). Insgesamt ist die Aufnahme von Nikotin aber eher eine flüchtige Angelegenheit.

Die gute Nachricht lautet also, dass sich Nikotin nicht wie andere Schadstoffe der Zigarette (wie zum Beispiel Blei und Teer) in Ihrem Körper ansammelt. Die schlechte Nachricht ist: Sie befinden sich als Raucher auf einem Zickzackkurs: Ihr Nikotinspiegel sinkt, kaum dass Sie die Zigarette ausgemacht haben, schon wieder ab. Dieses Absinken bereitet dem Raucher Unwohlsein. Das liegt daran, dass Ihr Körper sich besonders gut darauf versteht, Normalität zu bewahren. Wenn Sie rauchen, versucht Ihr Körper mit Gegenmaßnahmen die Störung durch das Nikotin auszugleichen (Carlson, 2004). Vereinfacht beschrieben passiert Folgendes: Das Nikotin erreicht binnen zehn Sekunden nach dem ersten Zug das Gehirn und besetzt bestimmte Rezeptoren der Nerven im Belohnungszentrum, die normalerweise auf Acetylcholin (ACh) reagieren. Wird ein Rezeptor belegt, dann führt das in Folge zu einer Ausschüttung eines Botenstoffes (z.B. Dopamin). Der Botenstoff bzw. Neurotransmitter diffundiert über den synaptischen Spalt zur nächsten Zelle und leitet somit die Reaktion weiter. Da aber Nikotin stärker und schneller als ACh wirkt, macht Ihr Körper diese Rezeptoren unempfindlicher, sodass sie langsamer reagieren. Zusätzlich werden viele Ihrer Rezeptoren gleich ganz desensibilisiert oder anders ausgedrückt »in die Pause geschickt«. Ihr Gehirn setzt den betreffenden Rezeptoren quasi Schlafmützen auf.

Seinen Höhepunkt erreicht der Nikotinpegel am Ende der Zigarette. Danach sinkt er rasch. Allerdings bleiben Ihnen die Gegenregulationsmechanismen beziehungsweise Schlafmützen noch eine Zeit lang erhalten. Sie sind mitverantwortlich für die Entzugserscheinungen, sprich das Unwohlsein, das sich in leichter Nervosität, Unruhe oder in einem diffusen Hungergefühl äußern kann. Dann greifen Sie zur nächsten Zigarette.

Die Abstände zwischen den Zigaretten sind individuell unterschiedlich. Man kann sogar zeigen, dass Menschen, deren Nikotinstoffwechsel schneller arbeitet, in der Regel mehr rauchen als diejenigen, die das Nikotin langsamer »verdauen« (Benowitz, 2009). Meist wird jedoch die Lust auf eine Zigarette nach einer knappen Stunde wieder spürbar. Ist das bei Ihnen auch so? Dann gehören Sie zur Mehrheit der Raucher, die pro Tag zirka ein Päckchen konsumieren.[2]

Es ist, als ob Sie in einem Fahrstuhl säßen und immer wieder in den dunklen, kalten Keller fahren müssten, während der Nichtraucher in seiner gemütlichen Wohnung bleiben darf. Mit der Zigarette haben Sie Ihrem Körper zusätzlich Arbeit aufgehalst: Er schuftet, um das Nikotin abzubauen, und Sie sorgen, da Sie den Nachschub nicht abreißen lassen, um die Stimmungstiefs zu vermeiden, für immer noch mehr Arbeit.

Der Raucher selbst nimmt nur den Unterschied im Wohlbefinden wahr, der nach dem Rauchen der Zigarette auftritt. Ihm geht es besser, und er schlussfolgert, dass die Zigarette ihm guttut. Eine perfekte Illusion! Genauso gut könnten Sie sich immer wieder mit dem Hammer auf den Daumen schlagen, damit Sie danach spüren, wie gut es ist, dass der Schmerz nachlässt!

2 Übrigens ist das auch ein Indiz dafür, dass Nikotin eine Droge ist. Denn fast alle Raucher rauchen regelmäßig. Nur wenige schaffen es, nur ab und zu zu rauchen (Jarvis, in: Carson, Physiologische Psychologie, 2004).

Wenn Sie mir immer noch nicht glauben, dass die positive Wirkung der Zigarette nur in der Aufhebung der Entzugserscheinungen besteht, die sie selbst auslöst, dann erinnern Sie sich bitte an Ihre allererste Zigarette. Hat sie Ihnen geschmeckt? In der Regel ist das nicht der Fall. Wahrscheinlich haben Sie erst einmal gepafft. Und als Sie inhalierten, wurde Ihnen da schwindlig? Das ist wahrscheinlich, denn Nikotin, der Wirkstoff in der Zigarette, ist ein starkes Nervengift, das dem »ungeübten« Nichtraucher erst einmal Unwohlsein bereitet. Aber Sie haben sich tapfer durch die Unannehmlichkeiten der ersten Zigaretten gekämpft und weiter rauchen geübt. Bis die Zigarette anfing, Ihnen zu »schmecken«. Die Wahrheit ist also: Mit der Zigarette fühlen Sie sich nicht besser. Sie ist nur ein Heilmittel gegen die negativen Auswirkungen des Konsums.

Die Lösung Ihres Dilemmas liegt klar auf der Hand: Sie müssen nur den Nachschub stoppen, und schon dürfen Sie aus dem Zickzackkurs aussteigen. Und da Ihr Körper das Nikotin sehr schnell abbaut, dauert der körperliche Entzug nicht allzu lange. Nach zwei bis vier Wochen ist die körperliche Abhängigkeit vollständig überwunden. Danach spielt »nur« noch die psychische Tabakabhängigkeit eine Rolle. Aber ich greife vor. Zunächst einmal stellt sich die Frage, wie stark Ihre körperliche Tabakabhängigkeit ausgeprägt ist.

Die Sucht einschätzen: Wie stark ist Ihre körperliche Abhängigkeit?

Die meisten Raucher stimmen der Aussage zu, dass Rauchen etwas mit Sucht zu tun hat. Und folgerichtig befürchten diejenigen, die sich selbst als stark tabakabhängig bezeichnen, größere Schwierigkeiten auf dem Weg zum Nichtraucher. Es lohnt sich, dass Sie sich schon vor dem Rauchstopp Gedanken um den Grad Ihrer Nikotinabhängigkeit machen, denn auf diese Weise können Sie die Stärke des Feindes »Nikotin« besser einschätzen. Sie stehen im übertragenen Sinn kurz vor der Schlacht und stellen Ihre Truppen auf. Mit welcher Gegenwehr des Nikotinteufels müssen Sie rechnen? Manch ein Raucher unterschätzt den Gegner, bereitet sich daher nicht genug vor und bricht in der Folge die Abstinenz nach kurzer Zeit wieder ab. »Das pack ich nicht« oder »Ich musste einfach wieder eine rauchen« sind typische Kommentare. Und es gibt die anderen, die »Überschätzer«, die aus Angst vor Entzugserscheinungen lange Jahre weiterrauchten, um nach dem Rauchstopp zu konstatieren: »Das ist ja ganz einfach!« und »Ich fühle mich gut. Die Zigaretten fehlen mir kaum«. Nach meiner Erfahrung in meinen

Kursen, die eher von stark abhängigen Rauchern besucht werden, leiden jeweils ein Drittel der Personen unter leichten, mittelstarken und stärkeren Entzugserscheinungen.

Wie stark ist nun Ihr Nikotinteufel? Einen guten Anhaltspunkt liefert Ihnen der nachfolgende Fagerström-Test, der die Stärke der Nikotinabhängigkeit einschätzen hilft.

Bitte kreuzen Sie die Antwort an, die auf Sie zutrifft, und addieren Sie zum Schluss die Punkte.

1. Wie bald nach dem Aufwachen rauchen Sie Ihre erste Zigarette?

Innerhalb von 5 Minuten	☐ 3
Nach 6 bis 30 Minuten	☐ 2
Nach 31 bis 60 Minuten	☐ 1
Nach mehr als 60 Minuten	☐ 0

2. Fällt es Ihnen schwer, an Orten, an denen es verboten ist zu rauchen (zum Beispiel in der Kirche, in einer Bibliothek, im Kino), auf das Rauchen zu verzichten?

Ja	☐ 1
Nein	☐ 0

3. Auf welche Zigarette würden Sie nicht verzichten wollen?

Auf die erste am Morgen	☐ 1
Auf eine andere	☐ 0

4. Wie viele Zigaretten rauchen Sie täglich?

10 oder weniger	☐ 0
11 bis 20	☐ 1
21 bis 30	☐ 2
Mehr als 30	☐ 3

5. Rauchen Sie mehr in den ersten Stunden nach dem Aufwachen als während des restlichen Tages?

Ja	☐ 1
Nein	☐ 0

6. Kommt es vor, dass Sie rauchen, wenn Sie krank sind und tagsüber im Bett bleiben müssen?

Ja	☐ 1
Nein	☐ 0

0 bis 2 Punkte: geringe körperliche Abhängigkeit
3 bis 4 Punkte: mittlere körperliche Abhängigkeit
5 bis 6 Punkte: starke körperliche Abhängigkeit
7 bis 10 Punkte: sehr starke körperliche Abhängigkeit

Wenn Sie viele Zigaretten pro Tag rauchen und sich gleich nach dem Aufstehen die erste anzünden, sind das Anzeichen für eine starke körperliche Abhängigkeit. Raucher mit einer starken körperlichen Abhängigkeit fühlen sich eher unfrei und leiden unter dem Zwang, auch in Situationen rauchen zu müssen, in denen es unerwünscht ist oder unpassend erscheint.

Ein weiteres Anzeichen für körperliche Abhängigkeit ist, wenn Raucher das Fehlen von Zigaretten als unangenehm bis beängstigend empfinden. Infolgedessen würden abhängige Raucher »meilenweit für eine Camel« gehen. Ich selbst erinnere mich, am Abend meines Umzugs nach München mit Gipsbein und Krücken (!) durch Milbertshofen (ein Stadtteil Münchens) gehumpelt zu sein, auf der Suche nach einem Zigarettenautomaten. Es war November, ich war vom langen Umzugstag erschöpft, und das Bein tat weh. Und je länger ich durch die öde Gegend streifte, desto lauter wurde meine innere Stimme, die fragte, ob ich noch ganz bei Trost sei. Haben Sie schon Dinge im Zusammenhang mit Ihrer Tabakbeschaffung getan, die Ihnen peinlich waren oder die Sie mit ein wenig Abstand betrachtet auch sehr merkwürdig finden? Dann freuen Sie sich auf die Zeit danach, die Ex-Raucher-Zeit, in der Ihnen so etwas erspart bleiben wird!

Die Motivation aufzuhören wächst mit der Abscheu gegenüber solchen »Abhängigkeitssituationen«, Situationen, die Sie rauchfrei erleben möchten, in denen der Drang nach einer Zigarette jedoch stärker ist als Sie. Nehmen Sie sich nun ein wenig Zeit und überlegen Sie, in welchen Situationen das Rauchen Sie in den letzten Tagen besonders gestört hat. Mussten Sie Handlungen und/oder Gespräche unterbrechen, um Ihrem Drang nachzugehen? Haben Sie ausgewiesene Raucherräume aufgesucht oder sind Sie vor die Tür gegangen beziehungsweise draußen geblieben, um für Ihren Nikotinnachschub zu sorgen? Oder wollten Sie nicht rauchen, während Sie mit Ihren Kindern oder Enkelkindern spielten, weil Sie ihnen ein nichtrauchendes Vorbild sein wollen, und ist Ihnen dann aufgefallen, dass Sie ohne Zigarette unkonzentriert sind und keinen Spaß mehr am Spiel haben? Suchen Sie sich eine solche Situation aus und stellen Sie sich die Umstände genau vor: Wo und wann war das, wie sah es dort aus, wie roch es, und wie haben Sie sich gefühlt? Und nun stellen Sie sich die gleiche Situation in ein paar Wochen vor, wenn Sie Nichtraucher sein werden: Sie können sich ganz auf die Situation einlassen, können entspannt und frei das tun, was die Situation erfordert, völlig ohne Rauchzwang. Was wird das für ein Gewinn sein! Ein Kursteilnehmer, der nach dem Rauchstopp mit seinem Verlangen nach der Zigarette haderte, äußerte nach dieser Übung: »Jetzt weiß ich wieder, wie mich das Rauchen immer wieder genervt hat und wie gut es ist, das jetzt überwunden zu haben!«

Nun sind Sie kurz davor, die körperliche Abhängigkeit zu überwinden. Womit müssen Sie rechnen? Zunächst: Der Entzug ist nicht wirklich mit dem von anderen Drogen, wie zum Beispiel Alkohol oder Heroin, vergleichbar. Und: Sie haben jetzt weit mehr Entzugserscheinungen erlitten, als Ihnen nach dem Rauchstopp bevorstehen werden, denn, wie schon im Kapitel »Warum Sie wirklich rauchen« beschrieben, erlebt ein Raucher nach jeder Zigarette – in aller Regel also mehrmals täglich – das Absinken des Nikotinspiegels und damit einen körperlichen Entzug! Haben Sie diese Kette einmal durchbrochen, ist der Tabakentzug bald überwunden!

Die Entwöhnung zeitigt häufig derart geringe Auswirkungen, dass viele Ex-Raucher sie körperlich kaum spüren. Meistens zeichnet sie sich, so banal es klingt, durch das Verlangen nach Zigaretten aus. Daneben können weitere Symptome auftreten – müssen aber nicht. Diese weiteren Entzugserscheinungen sind ebenfalls wenig dramatisch. Schweißausbrüche, Herzrasen oder Ähnliches sind jedenfalls nicht zu befürchten. In der ersten rauchfreien Zeit werden – wenn überhaupt – Ruhelosigkeit, Unkonzentriertheit, Nervosität, Verstopfung, Schlafstörungen oder dergleichen genannt. Bei vielen dieser Symptome sind sich Ex-Raucher noch nicht einmal sicher, ob es wirklich Entzugserscheinungen sind oder ob sie einfach nur ihre schlechte Laune im Alltag auf die Zigarettenabstinenz schieben.

Zur geringen Stärke passt die kurze Dauer: Nach zwei bis vier Wochen Abstinenz ist der Spuk vorüber, und Sie werden den körperlichen Entzug überwunden haben.

Also ist nach spätestens einem Monat alles gut? Leider jein. Für einen Teil der Ex-Raucher ist die Sache damit tatsächlich erledigt, und das Thema Rauchen langweilt sie nur noch. Den anderen bleibt die psychische Abhängigkeit, die mal kürzer, mal länger andauert. Bei den Betroffenen wird sich der Nikotinteufel in vielen Situationen wieder in Erinnerung rufen. Der Grund dafür, warum sie in der Zeit nach der Zigarette immer wieder an dieselbe erinnert werden, lautet: Rauchen ist für viele Raucher mehr als nur die Aufnahme von Nikotin. Sie haben verinnerlicht, dass Rauchen in verschiedenen Situationen einfach »dazugehört«. Rauchen dient also nicht nur dem Nachschub der abhängigkeitserzeugenden Droge Nikotin. Vielmehr haben sich Raucher – also auch Sie – über Jahre hinweg Gewohnheiten antrainiert. Und Gewohnheiten zu ändern ist selbst dann schwierig, wenn es sich nicht um Drogen handelt. Denken Sie an das Nägelkauen oder an jemanden, der sich beim Nachdenken an der Nase kratzt: Solche Verhaltensweisen kann man sich schwer abgewöhnen. Zudem kann das Rauchritual – das Spielen mit der Zigarette, dem Feuerzeug etc. – entspannen. Und schließlich hat das Rauchen – wie das Kaffee- und das Alkoholtrinken – eine nicht zu vernachlässigende soziale Funktion (Fagerström, 2012).

Denken Sie zurück an Ihre Selbstbeobachtung: Wann rauchen Sie? Welche Situationen dienen Ihnen als Hinweis dafür, dass Sie nun eine Zigarette anzünden »sollen«? Ist es der Kaffee, die Pause, die Langeweile, das Autofahren, das Warten an der Bushaltestelle, die Arbeit am PC, das Telefonieren? In all diesen Situationen haben Sie gelernt, dass die Zigarette dazugehört. Und Ihr Gehirn hat nicht nur den Befehl »Jetzt brauchst du eine Zigarette« gespeichert. Nein, es hat sich auch ganz genau gemerkt, wie das riecht, wie es sich anhört und wie es aussieht, wenn Sie eine Zigarette Ihrer Marke anzünden. Und Ihr Gehirn hat den Gedanken an die Zigarette mit dem Verlangen danach und der Aussicht auf Belohnung gekoppelt. Wenn man so will, sind Sie ein Hund, und zwar ein berühmter: Sie reagieren wie der pawlowsche Hund. Der russische Physiologe und Nobelpreisträger Iwan P. Pawlow brachte seinem Hund bei, dass er sein Fressen immer dann bekam, wenn Pawlow eine Glocke läutete. Später reichte das Ertönen der Glocke, dass dem Hund der Speichel lief. Wie der pawlowsche Hund haben Sie gelernt, diverse Situationen und Anreize mit einer Zigarette zu verbinden. Und wenn eine solche Situation oder ein solcher Anreiz erscheint, läuft Ihnen sinnbildlich das Wasser im Mund nach einer Zigarette zusammen. Um diese gelernten Verbindungen zu lösen, braucht es Zeit und rauchfreie Erfahrungen.

Versuchen Sie einmal absichtlich zu vergessen, wie Ihr Chef heißt. Geht nicht? Nun stellen Sie sich vor, Sie wechseln den Arbeitgeber und brechen jede Verbindung zu Ihrem bisherigen Job ab. Werden Sie sich nach ein paar Jahren noch an den Namen Ihres »alten« Chefs erinnern, oder werden Sie ihn vergessen haben? Ja, so funktioniert vergessen: Wir setzen etwas Neues an die Stelle des Alten und betreten die alten »Lernpfade« nicht mehr.

Auf die Zigarette bezogen heißt das, dass Sie Ihre »Rauchsituationen« umlernen müssen. Und je öfter

Sie diese ohne Zigarette überstehen, umso leichter wird es Ihnen die nächsten Male fallen. Ein gutes Beispiel stellt die »Kaffee-Zigarette« dar. Kaum ein Teilnehmer in den Nichtraucherkursen kann sich eine Kaffeepause ohne Zigarette vorstellen. Das ist, nebenbei bemerkt, für einen Nichtraucher ein abwegiger Gedanke. Der würde sich im Gegenteil nicht den leckeren Kaffeegeschmack mit Zigarettenmief verderben. Die Kaffeepause mit Zigarette ist dagegen häufig eine letzte Bastion, bis der Rauchstopp gelingt. Die Angst davor, den Kaffee ohne Zigarette nicht aushalten zu können, ist so groß, dass viele Raucher diese bestimmte Zigarette erst ganz zum Schluss aufgeben.

Einige wollen sich das Kaffeetrinken gleich mit dem Rauchen abgewöhnen, weil für sie »Kaffee ohne« gar zu traurig erscheint. Nach dem Rauchstopp sieht das ganz anders aus. De facto hat bislang kein Teilnehmer meiner Kurse zusammen mit dem Rauchen dem Kaffee entsagt, und die allermeisten finden Kaffeepausen ohne Zigarette vollkommen unproblematisch – jedenfalls nach ein paar Übungstässchen. Das liegt daran, dass diese Situation aufgrund ihres häufigen Vorkommens gut umgelernt werden kann. Situationen hingegen, die seltener eintreten, erweisen sich als schwieriger. Zum Beispiel hatte eine Teilnehmerin den Rauchstopp prima bewältigt und viele Alltagssituationen umgelernt, sodass sie dabei ohne Zigarette auskam. Der körperliche Entzug lag hinter ihr, und auch sonst dachte sie kaum noch an Zigaretten. Da überraschte sie eine starke Verlangensattacke bei der Vorbereitung eines Seminars. Ein Seminar hielt sie nur alle paar Monate, und die Vorbereitung dazu wich von ihrer üblichen Arbeitsroutine ab. Sie musste schlicht auch diese Situation öfter ohne Zigarette durchleben. Ich selbst verspüre nun schon lange kein Verlangen mehr nach Zigaretten (mein Rauchstopp liegt knapp fünfzehn Jahre zurück), aber ich erinnere mich, dass noch Jahre nach dem Rauchstopp beim ersten Sonnenuntergang am Strand eines jeden Urlaubs am Meer der Gedanke an eine Zigarette auftauchte. Da ich leider viel zu selten solche Situationen erlebt hatte, dauerte hier das Umlernen länger.

Aus dem »Lernanteil« des Rauchens ergibt sich aber auch eine Chance. Denn die meisten Raucher kennen auch Situationen, in denen sie das Verlangen nach einer Zigarette nicht überkommt. Meine Kursteilnehmer schilderten beispielsweise Situationen wie im Zug reisen, die nichtrauchende Mutter besuchen, zum Training gehen etc. Solche »rauchfreien Inseln« sollten Sie in der ersten Zeit nach dem Rauchstopp bewusst nutzen. Noch besser ist es, wenn Sie bereits vor dem Rauchstopp weitere solcher Inseln schaffen. Halten Sie die Wohnung und das Auto rauchfrei, rauchen Sie nicht mehr am PC oder am Telefon, an der Haltestelle oder auf dem

Weg zum Supermarkt. Versuchen Sie jetzt schon die Zigarette von diesen Situationen zu entkoppeln (denken Sie an den pawlowschen Hund) und umzulernen. Dann werden Sie nach dem Rauchstopp mit Sicherheit seltener an eine Zigarette denken.

Gedankenfallen erkennen

Ein Zeichen Ihrer psychischen Abhängigkeit von der Zigarette sind »Raucherillusionen«, denen Sie sich hingeben. Es handelt sich dabei um Gedanken, die Ihre Sucht unterstützen und die, von außen betrachtet, deutlich Ihrer Abhängigkeit zuzuordnen sind. Bei anderen Drogen, wie etwa Alkohol, sind solche suchtunterstützenden Mechanismen offensichtlicher und werden von anderen schnell als Teil der Sucht erkannt. Beim Raucher sind die Einflüsterungen des Nikotinteufels ein wenig subtiler, halten aber ebenfalls einer realistischen Betrachtungsweise kaum stand. Prüfen Sie sich selbst: Welche Raucher-illusionen spuken in Ihrem Kopf, was sagt der Nikotinteufel, damit Sie weiter rauchen? Wenn Sie es schaffen, eigene Fehlschlüsse in Bezug auf das Rauchen zu korrigieren, werden Sie Ihre Abhängigkeit leichter überwinden.

»Ich rauche gern/Rauchen bedeutet Genuss«

Erinnern Sie sich an die Zigarettenreklame, in der eine glücklich lächelnde Raucherin »Ich rauche gern« sagte und in die Kamera strahlte? Das war eine geniale Marketingstrategie, denn Raucher sind eigentlich dauernd in Erklärungsnöten: Warum rauchen sie immer noch, wo sie doch wissen, wie schädlich es ist? Die Antwort des selbstbewussten Rauchers lautet: »Ich rauche gern! Ich genieße meine Zigaretten!« Auch in meinen Kursen gibt es den einen oder anderen Teilnehmer, der kurz vor dem Rauchstopp argumentiert, dass ihm die Zigaretten gut schmecken würden und dass das Aufhören dadurch einen großen Verlust bedeute. Was ist dran am Genuss-Argument? Wie war das damals, als Sie die erste Zigarette rauchten? Sehr wahrscheinlich hat sie Ihnen nicht geschmeckt. Sie mussten erst lernen, den Zigarettengeschmack zu genießen. Denn für den (noch) nicht Abhängigen schmeckt die Zigarette genauso, wie der Aschenbecher riecht: einfach scheußlich. Dass der »gute« Geschmack etwas mit Nikotinabhängigkeit zu tun hat, ist nicht zuletzt daraus ersichtlich, dass sich nikotinfreie Zigaretten am Markt nicht durchsetzen konnten. Kaum jemand mag Zigaretten, deren Tabak das Nikotin entzogen wurde, und Zigaretten aus durch Genmanipulation nikotinfreien Tabakpflanzen finden ebenfalls kaum Absatz (Vasic, Wolf, Connemann & Vasic, 2011). Ganz offensichtlich ist der Genuss der Zigarette an den suchterzeugenden Wirkstoff Nikotin gebunden. Sie können das selbst überprüfen, indem Sie Ihre Rauchpausen variieren. Sehr wahrscheinlich schmeckt Ihnen die nächste Zigarette besser, wenn

Ihre Rauchpause länger dauerte, als wenn Sie erst vor Kurzem die letzte im Aschenbecher ausdrückten.

Und außerdem: Wer konsumiert schon ein und dieselbe Sache aus Genuss zwanzigmal am Tag? Mögen Sie Schweinebraten? Was wäre, wenn Sie ihn täglich essen müssten oder sogar im Stundentakt? Von Genuss könnte kaum mehr die Rede sein! Nein, der Genuss der Zigarette besteht einzig und allein in der Beseitigung der Entzugserscheinungen durch das Nikotin. Wenn aber der vermeintlich gute Geschmack in Wirklichkeit nur ein Zeichen Ihrer Abhängigkeit ist, dann ist er kein Argument dafür, weiter zu rauchen – so wie es Ihnen Ihr Nikotinteufel rät –, sondern im Gegenteil ein Antrieb, den verhängnisvollen Kreislauf zu durchbrechen und keine weitere Zigarette mehr anzuzünden.

»Auch wenn ich aufhöre, brauche ich zur Sicherheit ein Päckchen Zigaretten in meiner Tasche, um meine Willenskraft zu testen«

Tatsächlich ist das eine der gefährlichsten Raucherillusionen! Denn am Rauchstopp-Tag lautet die erste und wichtigste Empfehlung: Vernichten Sie alle Rauchutensilien! Tabak, Zigaretten, Zigarren und Kautabak sollen weggeworfen und Aschenbecher, Feuerzeuge, Pfeifen sowie andere direkt mit dem

Rauchvorgang verbundene Dinge sollten außer Sichtweite geräumt werden. Der Grund für diese Empfehlungen ist einleuchtend: Sie werden mit großer Wahrscheinlichkeit nach dem Rauchstopp Verlangensattacken durchleben. In schwachen Momenten ist es sehr schwer, standhaft zu bleiben, wenn das Suchtmittel in greifbarer Nähe ist. Haben Sie jedoch die Rauchutensilien vernichtet, so können die Verlangensattacken ruhig kommen. Denn es ist viel wahrscheinlicher, dass Sie automatisch nach der Zigarette greifen, als Kleingeld zu suchen, sich extra auf den Weg zu machen und ein Extra-Rückfall-Päckchen zu kaufen. Die Hürde für den Rückfall ist größer ohne Sicherheitsvorrat im Haus.

Die meisten Raucher, die aufhören wollen, nicken schweigend und überlegen, wie sie ihre Vorräte bis zum Rauchstopp-Tag aufrauchen können, ohne dass ihnen die Ohren qualmen. Aber einige meinen: »Bei mir funktioniert das nicht. Ich muss immer noch ein Päckchen bei mir tragen.« Auf Nachfragen, warum das so sein muss, wissen sie keine plausible Antwort. »Bei mir ist das so« oder »Ich muss meine Willenskraft testen« sind häufige Reaktionen. Der Nikotinteufel hat mit Logik nicht viel am Hut. Und Sie? Sie werden hoffentlich nicht in diese Gedankenfalle tappen, denn der Grund für die Weigerung, sich von den Zigaretten zu trennen, ist das unangenehme Gefühl, das viele abhängige Raucher empfinden, wenn sie keine Zigaretten dabeihaben, selbst wenn sie gerade nicht rauchen wollen. Es ist, als ob der Sicherheitsgurt fehlte, sie wissen, dass sie in absehbarer Zeit ein Problem bekommen könnten. Das macht den Raucher nervös. Deshalb sorgt er immer fleißig vor und organisiert die Zigarettenbeschaffung sehr gewissenhaft. Das Abzählen der verbliebenen Zigaretten und die Suche nach Nachschub gehen ihm in Fleisch und Blut über. Erst nach dem Rauchstopp wird vielen klar, wie viel Energie sie auf die Zigarettenbeschaffung verwendeten aus der Angst heraus, dass sie vielleicht einmal ohne dastehen könnten. Die Weigerung, sich von den eigenen Zigaretten zu trennen, ist daher Teil der Sucht. Sie verhindert einen ernsthaften Aufhörversuch und spielt dem Nikotinteufel in die Karten. Glauben Sie mir: Wenn Sie keine Zigaretten mehr in den Taschen haben, passiert nichts. Ab dem Moment, an dem Sie den Teufelskreis durchbrechen und den Nikotinnachschub stoppen, wird die Sucht immer kleiner und kleiner und kleiner …

»Ich darf mir die Entwöhnungsphase nicht leicht machen«

Das ist in meinen Kursen eine häufige Gedankenfalle: »Wenn ich aufhöre zu rauchen, dann suche ich mir einen möglichst schweren Weg aus, wähle eine stressreiche Zeit, benutze keine Nikotinersatzpräparate, bitte niemanden um Unterstützung etc. Nur so kann ich sicher sein, dass ich es wirklich geschafft habe.« Merken Sie, wie unlogisch das klingt? Nehmen wir an, Sie möchten umziehen. Würden Sie dann versuchen, Ihre Bücher ohne Kartons zu transportieren, würden Sie ohne Umzugswagen auskommen wollen und niemanden um Hilfe bitten, nur weil es erst »auf die harte Tour« ein richtiger Umzug ist? Nein, natürlich nicht. Die harte Tour ist nur der Weg mit der größten Misserfolgswahrscheinlichkeit, der Ihnen vom Nikotinteufel eingeflüstert wird, damit Sie weiter rauchen. Gestalten Sie Ihre Tabakentwöhnung ruhig so angenehm wie möglich. Nicht zu rauchen ist keine Quälerei.

»Ex-Raucher müssen faire Nichtraucher sein«

Auch dieser Satz gehört zu den Gedankenfallen, die den Weg zum Rückfall ebnen.

Die meisten Raucher stimmen der Aussage zu, dass sie faire Nichtraucher werden möchten und dass sie es schlimm fänden, wenn sie nach dem Rauchstopp zu fiesen Zeitgenossen mutieren würden, die Noch-Rauchern jede Zigarette vermiesen. Die meisten sehen sich als tolerante Nichtraucher. Manche gehen aber einen Schritt weiter: Falls sie dieses hehre Ziel nicht erreichen sollten, wäre das ein Argument, wieder mit dem Rauchen zu beginnen. Man wolle lieber ein rauchender netter Zeitgenosse als ein nichtrauchendes Ekel sein. Zunächst sei festgestellt, dass an dem Ziel, ein toleranter Mitmensch zu sein, der andere so leben lässt, wie sie es wünschen (vorausgesetzt, sie fügen anderen keinen Schaden zu) nichts auszusetzen ist. Nur: Wie sieht das Ganze beim Verhältnis zwischen Ex-Raucher und Raucher aus? Zunächst vermeiden viele Ex-Raucher in den ersten Wochen den Kontakt mit Rauchern, um nicht wieder »angesteckt zu werden«, und frischgebackene Ex-Raucher sind auch nicht immer die Ausgeglichenheit in Person. Wenn Sie nach dem Rauchstopp unleidlich sein sollten, dann können Sie und Ihre Mitmenschen sich damit trösten, dass es nicht lange so sein wird, da die Entzugserscheinungen und die damit verbundenen Stimmungsschwankungen ja nur relativ kurze Zeit dauern. Und danach? Danach wird sich wahrscheinlich Ihr Verhältnis zum Zigarettenrauch, nicht aber das zu Ihren rauchenden Mitmenschen ändern. Denn dann werden Sie nicht mehr gezwungen sein, Zigarettenqualm anderer einzuatmen, weil Sie mitrauchen. Ganz im Gegenteil: Sie werden saubere Luft zu schätzen wissen. Und Sie haben ein Recht darauf, keine Schadstoffe einatmen zu müssen!

Wenn Sie als frischgebackener Nichtraucher wieder zugreifen wollen, weil Ihr Benehmen gegenüber Rauchern beziehungsweise deren Zigarettenqualm angeblich nicht korrekt ist, dann ist das eine Argumentation Ihres Nikotinteufels. Er sucht nach Ausreden, um Sie wieder in die Falle zu locken.

Zu dieser Strategie gehören weitere, ähnliche Argumente, die nach dem Schema (»Wenn xy eintritt, dann darf ich rückfällig werden.«) funktionieren. Es sind Argumente, bei denen Sie das Heft aus der Hand geben und glücksradmäßig »hoffen«, ein Ereignis möge eintreten, damit Sie wieder rauchen dürfen. In Wirklichkeit dürfen Sie aber rauchfrei bleiben. Behalten Sie das Steuer in der Hand und entscheiden Sie selbst über Ihre Rauchfreiheit.

Etwas anderes ist es, wenn Sie sich als Gedankenspiel das Aufhören dadurch erleichtern, dass Sie die Vorstellung, nie wieder zu rauchen, abmildern. Denn gleichgültig, um was es sich handelt: Etwas nie tun zu dürfen, beinhaltet fast immer einen ganz eigenen Schrecken. Das gilt sogar für Dinge, die wir nur mäßig erstrebenswert finden. Probieren Sie es gedanklich einmal aus: Sie dürfen nie wieder Straßenbahn fahren, Brötchen essen, auf Schaukeln sitzen etc. Wenn Sie also die Zigarette verabschieden, dann erlauben Sie sich doch in Gedanken, nach einiger Zeit (mindestens eine Zeitspanne von einem Jahr) wieder mit dem

Rauchen zu beginnen. So eine »Probezeit« mindert die Trauer und hilft, über die ersten Monate wegzukommen. Und in einem Jahr sehen Sie das Thema sicherlich schon mit ganz anderen Augen.

»Mit Zigarette kann ich besser arbeiten und mehr leisten«

Diese Raucherillusion wird vor allem von Personen vorgebracht, die unter einem hohen Erfolgsdruck in ihrer Arbeit stehen oder Zigaretten als Wachmacher benötigen, um lange Arbeitszeiten oder Nachtschichten durchzustehen. Meist kommt mit diesem Argument auch die Besorgnis zum Ausdruck, dass der Rauchstopp unweigerlich zu einem Leistungsabfall führt, der Schwierigkeiten in der Arbeit verursachen wird.

Was ist wirklich dran am Leistungsargument? Rein physiologisch bewirkt Nikotin eine Stimulation des Belohnungssystems. Der Raucher empfindet sich wacher, aktiver und konzentrierter, hat weniger Hunger und fühlt sich insgesamt besser (Deutsche Hauptstelle für Suchtfragen (DHS), 2003). Aber ist er tatsächlich konzentrierter und leistungsfähiger? Die Antwort lautet nein (gäbe es eine Droge, die uns auf Dauer leistungsfähiger und fröhlicher machte, würde jeder sie haben wollen). Die bittere Wahrheit ist, dass Rauchen im Gegenteil die Leistungsfähigkeit einschränkt. Und das in einem Maß, dass jeder Arbeitgeber froh über jeden einzelnen Rauchstopp seiner Arbeitnehmer sein muss. Denn abgesehen von dem wirtschaftlichen Schaden, der durch Rauchpausen entsteht, fehlen rauchende Arbeitnehmer häufiger als ihre nichtrauchenden Kollegen aufgrund von Krankheiten (Halpem, Shikar, Rentz et al., 2001; Makrides, Sawatzky, Petrie et al., 2010; Tsai, Wen Hu et al., 2005). War es im Anfangsstadium der Sucht vielleicht noch so, dass Sie durch die Zigarette wacher und konzentrierter waren, so hat sich dies infolge der Abhängigkeit längst umgekehrt: *Mit* Zigarette sind Sie so leistungsfähig wie ein Nichtraucher und *ohne* bewirken die auftretenden Entzugserscheinungen eine geringere Belastbarkeit. Nach dem Rauchstopp werden Sie *eventuell*, denn das trifft, wie schon gesagt, nicht auf alle Ex-Raucher zu, für eine Übergangszeit unter Entzugserscheinungen leiden, aber danach ist das Leben ohne Nikotin eine echte Energiespritze.

»Ich habe schon alles ausprobiert«

Die stillschweigende Fortsetzung des Satzes »Ich habe schon alles ausprobiert« lautet: »Bei mir funktioniert das alles nicht, weil ich ganz besonders schlimm süchtig bin.« In der Tat fällt es manchen schwerer, mit dem Rauchen aufzuhören, als anderen. Während die einen überrascht sind, wie problemlos sie rauchfrei geworden sind, quälen sich die anderen zunächst einmal herum. Die Bandbreite ist da sehr groß. Ebenso kann es sein, dass ein Raucher, der sich bei einem früheren Aufhörversuch sehr schwer tat, beim nächsten Mal überrascht ist, wie leicht ihm das Nichtrauchen fällt. So richtig prognostizieren kann man den Verlauf der Tabakentwöhnung nicht, allerdings ist der Grad der Tabakabhängigkeit ein Indikator für möglicherweise auftretende Schwierigkeiten. Je größer die körperliche Tabakabhängigkeit, umso eher ist mit Entzugserscheinungen zu rechnen. (Im Kapitel »Die Sucht einschätzen: Wie stark ist Ihre körperliche Abhängigkeit« ist dieser Zusammenhang näher erläutert.)

Nach meiner Erfahrung liegt der Grund für Schwierigkeiten im Verlauf der Entwöhnung neben der körperlichen Sucht häufig darin, dass die Betroffenen in ihrem Wunsch, Nichtraucher zu werden, noch sehr ambivalent beziehungsweise unschlüssig sind. Oft höre ich in meinen Kursen Begründungen zur Kursteilnahme wie: »Ich muss aufhören, weil ich unter der Krankheit xy leide, aber mir schmeckt die Zigarette noch so gut.« Oder: »Ich habe schon alles ausprobiert, aber am Ende musste ich wieder rauchen.« Wenn dann der Rauchstopp nicht eingehalten wird, hat der Teilnehmer es ja schon gesagt: »Bei mir funktioniert das alles nicht.«

Letztlich kann keine Methode zum Erfolg führen, wenn der Wille zum Aufhören fehlt. Mehr noch: Sie sind der Experte und können am besten beurteilen, welche Methode Ihnen am hilfreichsten ist. Haben Sie die für Sie geeignete Strategie gewählt, dann machen Sie sie zu Ihrer eigenen. Wenn Sie fest entschlossen sind, können Sie bei auftretendem Verlangen (»Jetzt muss ich eine rauchen!«) sagen: »Ich will aber nicht!« Dann stehen Ihre Erfolgschancen sehr gut. Im Grunde spielt die Entwöhnungsmethode eine untergeordnete Rolle, Hauptsache, es ist die für Sie passende! Dann kann jeder aufhören zu rauchen, gleichgültig wie stark die Abhängigkeit ausgeprägt ist.

Und welche Raucher-Illusionen haben Sie?

Prüfen Sie sich selbst, welche Gedanken in Ihrem Kopf herumspuken, damit Sie weiterrauchen können, ohne Ihr Gewissen zu belasten, und damit Sie die Warnhinweise auf Zigarettenpäckchen getrost ignorieren können. Und entlarven Sie Ihre eigene Zigarettenwerbung, die sich ständig in Ihrem Kopf abspult, als Nikotinteufelei.[3] Verabschieden Sie sich

---

3 Oder als Einflüsterungen der Zigarettenindustrie. Denn diese investiert große Summen, um ihre Produkte dem Verbraucher schmackhaft zu machen. Allein in Deutschland betrug im Jahr

von den Gedanken, Rauchen sei schick, gesellig und cool. Das gilt nur im Marlboro-Country. In der Realität macht Rauchen krank und stirbt der Marlboro-Mann an Krebs[4]. Und Nichtraucher sind ebenso schicke, gesellige und coole Menschen wie Raucher.

2010 der Werbeetat der Tabakindustrie 199 Millionen Euro (Deutsche Hauptstelle für Suchtfragen, 2014). In den USA investiert sie täglich (!) 27 Millionen Dollar in Kampagnen (Newsletter der DKFZ, November 2012).

4 Marlboro wirbt seit den 1960er-Jahren mit dem Cowboy. Seither haben viele Schauspieler diese Rolle gespielt. Zwei von ihnen starben an Lungenkrebs (Drösser, 2001).

Teil II
Praktische Tipps rund um den Rauchstopp

Das Spiel ohne Feuer – Experimente

Haben Sie schon aufgehört zu rauchen? Nein? Dann nutzen Sie die Zeit bis zum Aufhören für Experimente! Rauchen hat – wie in Teil I im Kapitel »Die Sucht einschätzen. Wie stark ist Ihre Abhängigkeit« beschrieben – auf der einen Seite etwas mit Abhängigkeit zu tun, auf der anderen Seite spielen erlernte Gewohnheiten eine entscheidende Rolle. Sie haben in den letzten Jahren gelernt, alle möglichen Hinweise aus Ihrer Umgebung oder Gefühlswelt als Rauchanlässe zu nutzen. Eine Pause? Prima, reicht für eine Zigarette! Traurigkeit, Langeweile, gute Laune, Kaffee, Bier, nach dem Essen, vor dem Essen, beim Autofahren, an Haltestellen, nach dem Kino, vor dem Kino, beim Briefe schreiben, beim Telefonieren … Alles oder zumindest vieles wurde zum Argument, sich schnell eine anzuzünden. Nach dem Rauchstopp kann es leicht passieren, dass Sie von einer Versuchungssituation in die nächste stolpern und sich Ruhe wünschen vor den gelernten Erinnerungen an die Zigarette.

Daher räumen Sie am besten einige dieser »Versuchungen« vorab aus dem Weg. Gönnen Sie sich einen Vorgeschmack auf kommende Nichtraucherfreiheiten, indem Sie freiwillig und ohne Zwang auf die eine oder andere Zigarette in bestimmten Situationen verzichten.

Bei diesen Experimenten geht es nicht darum, die Anzahl täglich gerauchter Zigaretten zu reduzieren, sondern Alternativen für das Rauchen auszuprobieren. Wenn sich daraus »rauchfreie Inseln« ergeben oder Sie die Zahl der täglich gerauchten Zigaretten deutlich senken, ist das natürlich umso besser.

Wie werden Sie zum Beispiel Ihre Pausen ohne Rauch verbringen? Eine Pausenzigarette birgt ja den Vorteil, dass sie anderen als sichtbares Zeichen dafür dient, dass der Raucher gerade eine Pause macht und höchstens angesprochen, aber nicht mit Tätigkeiten beauftragt werden kann oder möchte. Raucher dürfen in einigen Fällen sogar einen eigenen »Pausenraum« (Balkon, Küche, Raucherzimmer, »vor der Tür« ...) aufsuchen und »gerade mal nicht da sein«. Sich eine Pause nehmen, mit sich allein sein, einmal durchschnaufen – das ist für den Ex-Raucher auch wichtig, erscheint aber in den ersten rauchfreien Wochen ein wenig schwerer zu vertreten.

Hinzu kommt, dass die Zigarette gleichzeitig als Ablenkung dient, denn häufig möchte man eine Pause machen, kann sie aber während des gut gefüllten Arbeitstages gar nicht recht genießen. Ausgebremst aus voller Arbeitsfahrt, erscheint die Pause langweilig und fad. Ohne »Zigarettenargument« lässt sich der Ex-Raucher leicht dazu verführen, die Pausenzeit doch lieber für anstehende Tätigkeiten zu nutzen, um dann früher oder später festzustellen, dass die eigene Kraft und Energie nicht im wahrsten Sinn des Wortes pausenlos genutzt werden können. (Als Richtwert für eine angemessene Pausenzeit kann der Rhythmus der Schulstunden dienen: auf 90 Minuten Konzentration folgen 15 Minuten Pause.)

Allerdings benötigen Nichtraucher tatsächlich weniger Pausen, denn Raucher machen auch Pausen, nur um ihren Suchtdruck zu befriedigen, und nicht, weil sie wirklich eine Auszeit bräuchten. (Ich kann mich erinnern, dass ich bei bestimmten Arbeiten nur sehr schleppend vorankam, weil ich nach jedem Arbeitsschritt eine rauchen musste. Da war es eine angenehme Erfahrung, Dinge nichtrauchend »am Stück« zu Ende bringen zu können.)

Was aber macht ein Nichtraucher, wenn er pausieren möchte? Hier eine kleine Auswahl dessen, was nichtrauchende Freunde und Bekannte mir verrieten: ein Getränk kochen (Tee, Kaffee); sich mit Kollegen und Freunden unterhalten; telefonieren; auf die Toilette gehen, eine Qigong-Übung machen; eine Atemübung machen; den Lippenstift nachziehen; Zeitung lesen; ein paar Minuten schlafen/ausruhen; Musik hören ...

Es ist nicht unbedingt notwendig, sich für die Pausen nach dem Rauchstopp Alternativen auszudenken. Viele meiner Kursteilnehmer nehmen weiterhin an den Pausen ihrer rauchenden Kollegen teil, selbstverständlich ohne zu rauchen. Andere möchten nicht den Kollegen beim Rauchen zusehen und gestalten ihre Pausen daher anders: Sie bleiben am Arbeitsplatz sitzen und unterhalten sich mit nichtrauchenden Kollegen oder trinken eine Tasse Tee. Manche versuchen Pausen zu vermeiden, wieder andere können sie nach dem Rauchstopp erst richtig genießen, zum Beispiel die Mittagspause, die vorher für Zigarette *und* Essen zu knapp erschien.

Zu Beginn der Abstinenz ist es sicher einfacher, wenn man sich irgendwie beschäftigt, als eine »leere« Pause durchzustehen. Gut eignen sich dafür Übungen, die den Gleichgewichtssinn fordern. Diese wirken sich zugleich ausgleichend auf das Gemüt aus. Auch wenn Sie es merkwürdig finden, probieren Sie es einmal aus: Stellen Sie sich auf ein Bein und versuchen Sie, das andere Bein zuerst nach vorn zu strecken und dann nach hinten zu pendeln (natürlich ohne sich irgendwo festzuhalten).

Können Sie Ihren Fuß hinter Ihrem Rücken erreichen, wenn Sie das Bein knicken? Oder balancieren Sie auf der Bordsteinkante, einem Baumstamm ...

Ein weiterer guter Pausenfüller ist eine Fantasiereise an einen Ort, an dem Sie sich wohlfühlen, an dem Sie Zeit für sich haben und sich entspannen können. Setzen Sie sich bequem hin, schließen Sie die Augen und stellen Sie sich Ihren persönlichen Wohlfühlort vor. Wie sieht es dort aus? Wie riecht es? Wie warm oder kühl ist es? Wo können Sie sitzen oder liegen und Ihre Zeit genießen? Gehen Sie in Ihrer Pause an »Ihren« Ort, an dem Sie sich ausruhen dürfen. Kommen Sie nach dieser Entspannung erfrischt in Ihren Alltag zurück, indem Sie sich strecken, räkeln und tief Luft holen.

Wenn Sie das Bedürfnis haben, Ihren Kopf, in dem die Gedanken herumsausen, auszuruhen, dann eignet sich folgende Übung sehr gut: Betrachten Sie einen Gegenstand auf Ihrem Tisch und versuchen Sie, sich alle Details einzuprägen (Farbe, Form, Größe, Schriftzüge etc.). Schließen Sie die Augen und denken Sie nur an diesen Gegenstand, und zwar so genau wie möglich. Diese Übung bringt Ihr Gedankenkarussell zur Ruhe. Kommen Sie wiederum aus der Entspannung zurück, indem Sie sich strecken, räkeln und tief Luft holen.

Wie soll ich das bloß schaffen?

Der Rauchstopp-Tag rückt näher, und es kann sein, dass Sie voller Zuversicht »die Ärmel hochkrempeln« und sich darauf freuen, dass es endlich losgeht. Oder aber Sie verspüren ein leichtes Ziehen in der Magengegend bei dem Gedanken an die bevorstehende Abstinenz. Das wäre nichts Außergewöhnliches. Manch einem wird jedoch regelrecht angst und bange, und zwar nicht, weil er nicht aufhören will, sondern weil er befürchtet, es nicht schaffen zu können. In einem meiner letzten Kurse befand sich ein Teilnehmer, der sehr große Angst vor dem Aufhören hatte. Am Ende der Kursstunde sollte er ins Wochenende ohne Zigarette entlassen werden, und das schien ihm nahezu undenkbar. Er äußerte seine Verzweiflung, und ich muss sagen, dass ich seinen Mut bewunderte, trotz aller Befürchtungen seinen Plan durchzuführen.

Manchmal ist es Erfolg versprechender, trotz Befürchtungen zu handeln, als noch länger in dem unangenehmen Zustand der Vorbereitung zu verharren. Denken Sie daran, wie es ist, wenn Sie zum Schwimmen in kaltes Wasser steigen wollen. Da lohnt es sich ab einem bestimmten Punkt ebenfalls nicht mehr, sich vorsichtig noch ein bisschen mehr nass zu machen, sondern geht es leichter und schneller, wenn Sie sich nach genügend gedanklicher und körperlicher Vorbereitung einfach hineinstürzen. Tatsächlich stellte der erwähnte Kursteilnehmer fest, dass es ihm nach dem ersten überstandenen Wochenende recht leicht fiel, nicht zu rauchen.

Wenn Sie sich nun denken, was lohnt sich das Hineinstürzen, wenn ich einfach nicht glauben kann, dass ich es schaffe, von der Zigarette loszukommen? Dann hilft es, einen Blick darauf zu werfen, welche Ihrer Fähigkeiten Sie nutzen könnten, damit Ihr Plan, rauchfrei zu werden, klappt. Der oben genannte Teilnehmer beispielsweise erzählte, wie stur er sein könne. Er ließe sich, wenn er etwas wirklich wolle, von niemandem dareinreden. Diese Hartnäckigkeit war ihm eine gute Hilfe bei seiner erfolgreichen Tabakentwöhnung. Welche Ihrer Eigenschaften könnte Ihnen bei Ihrem Vorhaben behilflich sein?

Hilfreich ist auch, sich an frühere Erfolge zu erinnern. Haben Sie schon einmal beschlossen, in Ihrem Leben etwas umzustellen, oder haben Sie etwas Neues gelernt, worauf Sie stolz sind? Eine Kursteilnehmerin hatte eine wichtige Umstellung im Job zu bewältigen, die sie sehr beschäftigte. Sie zweifelte ernsthaft daran, ob sie es schaffen könnte. Um den Kopf freizubekommen, wiederholte sie immer wieder laut den Satz: »Ich will das schaffen, ich kann das schaffen und ich werde das schaffen.« Etwas laut zu sagen, statt es nur zu denken ist deshalb hilfreich, weil wir uns von Dingen, die wir *hören,* besser überzeugen lassen. Wir glauben uns dann eher!

Die Frau bewältigte die schwierige Arbeitsphase erfolgreich. Als sie das Rauchen beenden wollte, wiederholte sie ihr Mantra »Ich will das schaffen, ich kann ...« während der ersten Rauchstopp-Tage und -wochen. Das half ihr sehr. Ich selbst konnte bei meiner eigenen Entwöhnung auf von mir bevorzugte Problemlösungsstrategien zurückgreifen: erstens schlaue Bücher lesen und zweitens mein Herz bei guten Freunden und dem Partner ausschütten. Welche Strategien und Eigenschaften haben Ihnen in Ihrer Vergangenheit geholfen, schwierige Situationen zu meistern?

Falls Sie früher schon einmal versucht haben, rauchfrei zu werden, können Sie auch von diesen Versuchen profitieren. »Wie das?«, werden Sie sich fragen, wo sie doch so grandios gescheitert sind. So lauten jedenfalls häufig die Kommentare meiner Kursteilnehmer, die teilweise erst nach mehreren Wochen und Monaten rückfällig wurden. Zumindest waren Sie bereits einige Zeit rauchfrei! Was war dabei hilfreich? Was haben Sie damals getan, um das zu erreichen?

Wenn Sie auch nach diesen Überlegungen denken, es kann nicht klappen, weil ..., dann ist die Frage, welches große Hindernis Ihnen im Weg steht. Ist es etwas, was aus dem Weg geräumt werden kann? Zum Beispiel steckte einer meiner Kursteilnehmer mitten in den Abiturprüfungen. Stress und Aufregung standen dem Rauchstopp entgegen. Aber eine Abiturprüfung geht vorbei, und so verlegte er den Rauchstopp auf einen Zeitpunkt nach dem Schulabschluss. Oder steht Ihrem Rauchstopp ein Hindernis entgegen, das Sie selbst aus dem Weg räumen müssen? Dann überlegen Sie, was dabei helfen könnte. Und was wäre, wenn Sie es schon geschafft hätten und Sie seit einem Jahr nicht mehr rauchen würden? Können Sie sich das vorstellen? Was wäre dann besser? Und was hätte Ihnen auf diesem Weg geholfen?

Sie können sich für diese Gedankenspiele ruhig ein paar Tage Zeit lassen und sich bewusst beobachten: Was fällt Ihnen im Alltag leichter als anderen? Wo liegen Ihre Stärken und wie können Sie diese planvoll einsetzen? Und bedenken Sie: Mit dem Rauchen aufzuhören ist zwar nicht ganz leicht, aber wesentlich einfacher, als es sich die meisten Raucher vor dem Rauchstopp vorstellen!

Abschied nehmen: Der Rauchstopp-Tag

Gleichgültig, ob Sie schrittweise Ihren Tabakkonsum reduzieren oder auf einen Schlag aufhören wollen: Legen Sie jetzt einen Stopp-Tag fest. Wenn Sie etappenweise reduzieren möchten, ist es wichtig, dies innerhalb eines relativ kurzen (vier- bis sechswöchigen) Zeitraumes zu tun, sonst besteht die Gefahr, dass sich Ihr Entschluss aufweicht und Sie sich auf einem niedrigeren Konsumlevel einrichten. In der Regel löst dann die nächste Stressphase einen Rückfall in alte Gewohnheiten aus. Wenn Sie bis zum Stopp-Tag weiterrauchen wollen wie bisher, ist es ebenfalls wichtig, ein zeitnahes Datum festzulegen. In diesem Fall reicht ein Zeitraum von ein bis zwei Wochen. Sie können aber genauso gut schon heute aufhören – das ist immer erlaubt. Den Stopp-Tag sollten Sie terminlich festlegen, so wie Sie das bei einem Arztbesuch tun, den Sie unbedingt einhalten wollen. An diesem Tag werden Sie nicht rauchen.

Bevor Sie weiterlesen: Tragen Sie Ihren Rauchstopp-Tag in Ihrem Kalender ein.

Wenn Sie beim Gedanken an die nahende Rauchfreiheit ein banges Gefühl verspüren, ist das ganz normal. Bei aller Vorfreude auf das zu erreichende Ziel meldet sich Verlustangst – oder zumindest die Ungewissheit darüber, wie leicht oder schwer das Nichtrauchen fallen wird. Meiner Erfahrung nach stellen aber die allermeisten Raucher erleichtert fest, dass der Rauchstopp sehr viel einfacher ist als befürchtet. Machen Sie sich klar, dass die Nikotinsucht sicherlich zum Teil Ihre Ängste hervorruft. Diese irrationale Angst treibt Sie dazu, weiter zu rauchen. Aber Sie haben ja einen Entschluss getroffen: Sie wollen Nichtraucher werden, und Sie brauchen zunächst ja nicht für den Rest Ihres Lebens aufhören, sondern erst einmal nur für einen Tag (und dann für den nächsten und den übernächsten usw.).

Wählen Sie für Ihren Rauchstopp-Termin einen Arbeitstag, wenn es Ihnen in der Arbeit leichter fällt, nicht zu rauchen. Falls Ihnen der Verzicht auf die Zigarette in Ihrer Freizeit einfacher erscheint, legen Sie den Rauchstopp auf einen arbeitsfreien Tag.

Klären Sie vorab, ob und wenn ja, welche medikamentöse Unterstützung Sie nutzen möchten, und besorgen Sie das Mittel *vor* dem Rauchstopp (siehe auch das Kapitel »Hilfe aus dem Arzneischrank«, S. 113).

Machen Sie Ihr Vorhaben bekannt. Erzählen Sie wohlgesinnten Mitmenschen von Ihrem Entschluss. Verständnisvolle Bekannte, Freunde und Familienangehörige können eine gute Unterstützung sein und reagieren auf eventuell auftretende Gereiztheit Ihrerseits rücksichtsvoller, wenn sie eingeweiht wurden. Außerdem kann diese Taktik, sich öffentlich festzulegen, Ihnen helfen, Ihrem Entschluss treu zu bleiben. Denn wir alle möchten, dass andere uns als verlässlich wahrnehmen. Diese Strategie setzte schon Charles de Gaulle, der französische General und Staatsmann, um, als er das Rauchen beendete. Als der starke Raucher gefragt wurde, warum er allen erzähle, dass er für immer mit dem Rauchen aufhören wolle, soll er mit ernster Miene gesagt haben: »Ein de Gaulle kann es sich nicht leisten, nicht Wort zu halten.«

Falls Sie allerdings schon öfter einen Rauchstopp-Entschluss verkündet haben und hinterher »zurückrudern« mussten, ist es für Sie vielleicht angenehmer, nur einen kleinen Kreis von Personen einzuweihen oder gar heimlich aufzuhören. Sagen Sie bei der nächsten Rauchpause einfach: »Ich möchte jetzt keine.«

Entfernen Sie vor dem Rauchstopp alle Rauchutensilien wie Feuerzeug, Aschenbecher, Pfeife etc. und entsorgen Sie Tabak- und Zigarettenvorräte, und zwar so, dass sie nicht mehr erreichbar sind – sie in den Kellerschrank zu räumen oder in den Papiermüll zu werfen erfüllt nicht den Zweck. Durchsuchen Sie auch Manteltaschen, Handschuhfächer und Schränke nach vergessenen Päckchen, damit diese bei einer Verlangensattacke nicht zufällig (Gibt es da überhaupt Zufälle?) entdeckt werden können. Es ist nicht notwendig, Ihre Willenskraft zu testen, indem Sie eine Notfallzigarette mit sich herumtragen oder irgendwo ein Päckchen deponieren. In Deutschland gibt es aktuell 350 000 Zigarettenautomaten (Bundesverband Deutscher Tabakwaren-Großhändler und Automatenaufsteller, 2014) – im Schnitt also einen für knapp 60 Raucher. Wenn Sie wirklich wieder mit dem Rauchen beginnen möchten, ist es jederzeit möglich, ein Päckchen zu kaufen. Aber Sie wollen ja gar nicht wieder anfangen. Ihr Entschluss zum Nichtrauchen ist längst getroffen.

Die lieben anderen

Viele Raucher geben vor, wegen ihrer Mitmenschen keinen Aufhörversuch zu starten. Ihre Argumentation dazu lautet folgendermaßen: »Wahrscheinlich werde ich mich durch die Entzugssymptomatik in ein nervöses Ekel verwandeln. Das möchte ich meinen Mitmenschen nicht antun, darum rauche ich lieber weiter.« Ihre Mitmenschen aber ertragen gern einige Tage Ihre »Launen«, wenn Sie sich dadurch von Ihrer Sucht befreien können. Haben Sie also keine falsche Scheu. Die anderen sind in der Regel viel geduldiger, als Sie meinen. Und wenn es sich um Kollegen oder Freunde handelt, mit denen Sie nicht zusammenwohnen, kann es gut sein, dass diese gar keine Veränderung bei Ihnen wahrnehmen, selbst wenn Sie sich während der ersten Tage der Abstinenz angespannt und nervös fühlen sollten.

Aber Sie wollen ja nicht, dass Ihre Mitmenschen Ihre möglicherweise angespannte Entwöhnungsphase einfach nur stillschweigend tolerieren, denn besser wäre es doch, wenn sie Sie bei Ihrem Vorhaben unterstützen würden. Dies ist nur möglich, wenn sie davon wissen. Nicht zuletzt deshalb sollten Sie aus Ihrem Entschluss, nicht mehr rauchen zu wollen, kein Geheimnis machen – es sei denn, Sie gehören zu den im vorigen Kapitel erwähnten »Rückfallern«.

Weihen Sie am besten nur diejenigen ein, die Ihnen und Ihrem Vorhaben wohlgesinnt gegenüberstehen. Holen Sie sich Unterstützung vor allem von Nichtrauchern. Bei Rauchern löst das Thema nämlich häufig ambivalente Gefühle aus; viele liebäugeln selbst mit dem Gedanken aufzuhören oder leiden unter einem schlechten Gewissen bezüglich ihres eigenen Konsums. Diesen Rauchern fällt die Unterstützung Ihres Aufhörversuches schwerer als dem in dieser Hinsicht unbelasteten Nichtraucher.

Wie kann die Unterstützung der anderen aussehen? Beginnen wir mit dem Partner: Allzu engagierte, liebende Partner können mit kontrollierender Aufmerksamkeit und Kommentaren eher zum Rückfall reizen und den Trotz des Rauchers wecken (»Jetzt rauche ich erst recht.«). Viel hilfreicher empfinden die meisten werdenden Nichtraucher Aufmunterung, Ablenkung und Toleranz gegenüber schlechter Laune.

Am besten sprechen Sie mit Ihrem Partner darüber, was Sie sich während der ersten Zeit der Entwöhnung von ihm wünschen. Dies kann durchaus sehr unterschiedlich ausfallen. In meinen Kursen schätzten die einen Teilnehmer die aktive Unterstützung des Partners. Beispielsweise sprach ein junger Mann sein Verlangen nach einer Zigarette immer laut aus, wenn er ans Rauchen dachte, und seine Partnerin echote daraufhin den Satz: »Die brauchst du gar nicht.« Andere fordern von ihren Partnern mehr Zurückhaltung, freuen sich aber über deren Lob. In jedem Fall ist es von Vorteil, wenn Sie Ihrem Partner Ihre Wünsche für die Zeit rund um den Rauchstopp mitteilen.

Dies ist vor allem dann unbedingt notwendig, wenn Ihr Partner raucht oder aber zusammen mit Ihnen aufhören möchte. In beiden Fällen ist es wichtig, das gemeinsame Rauchen sofort zu beenden. Ab jetzt sollte Ihr Rauchverhalten unabhängig von dem Ihres Partners sein – das gilt vor allem, wenn Sie einen gemeinsamen Aufhörversuch wagen. Meiner Erfahrung nach empfinden Paare es als sehr unterstützend, gemeinsam aufzuhören; allerdings fangen viele auch wieder gemeinsam an zu rauchen – und zwar dann, wenn einer der beiden »schwach« wird. Somit leiden Paare unter der doppelten Rückfallgefahr. Verdoppeln Sie also lieber Ihre Ausstiegschancen und unterstützen Sie sich gegenseitig, während Sie Ihre Tabakentwöhnung für sich gestalten! In den letzten Tagen des Konsums bedeutet dies, dass Sie keine gemeinsamen Zigarettenvorräte mehr haben und nicht mehr zu denselben Zeiten zur Zigarette greifen, wenn Sie zusammen sind. Planen Sie jeder den Abschied von der Zigarette für sich. Legen Sie eigene Rauchstopp-Tage fest, denken Sie über eigene Strategien nach. Wenn Sie Erfolg haben, dann ist es *Ihr* Erfolg. Wenn Sie scheitern, ist nicht Ihr Partner daran schuld. Gemeinsam können Sie sich über Ihre Rauchfreiheit freuen.

Falls Ihr Partner weiter rauchen möchte, dann treffen Sie mit ihm Absprachen darüber, was Ihnen nach dem Rauchstopp hilft. Zum Beispiel ist es günstig, zu Hause rauchfreie Räume einzurichten, in denen Sie vor Versuchungen sicher sind. Auch sollte Ihr Partner seine Tabakvorräte für Sie unzugänglich aufbewahren. Und er darf Ihnen in Zukunft weder eine Zigarette anbieten noch eine geben, wenn Sie ihn darum bitten. Sagen Sie Ihrem Partner, was Ihnen hilft: Wünschen Sie sich aktive Ablenkungen oder reicht Ihnen die Toleranz gegenüber schlechter Laune?

Unterstützung auf Ihrem Weg in die Rauchfreiheit können nicht nur die Partner, sondern auch Kollegen und Freunde geben. Ein Teilnehmer lud an den ersten rauchfreien Abenden seine nichtrauchende Nachbarin zum Essen ein. Er wusste: Sie ist nicht nur nett, sondern steht dem Rauchen besonders kritisch gegenüber. So fühlte er sich in ihrer Anwesenheit ganz sicher vor Versuchungen. Ich selbst wurde während der ersten Zeit der Abstinenz von meinem Vorgesetzten unterstützt, indem er mir erlaubte, im Institut herumzulaufen oder ab und zu einmal »um den Block« zu gehen. Das war ein angenehmer Ersatz für die entfallenen Rauchpausen. Einer meiner Kursteilnehmer, nennen wir ihn Hardy, der den Rauchstopp lange herausgezögert hatte, obwohl er schon unter massiven, vom Rauchen verursachten Krankheitssymptomen litt, wurde von einem Freund sehr aktiv unterstützt. Der ehemalige Raucher hatte sich bereit erklärt, Hardy zu helfen. Wenn Hardy eine Verlangensattacke bekommen sollte, sollte er seinen Freund anrufen. Die Verlangensattacke kam, und Hardy griff zum Telefon. Aber anstatt sich Hardys Sorgen und Nöte anzuhören, erklärte der Freund, er habe seinerseits gerade anrufen wollen, um Hardy zu bitten, etwas vom Baumarkt zu besorgen. Ein wenig konsterniert erledigte Hardy den Auftrag. Als er seinem Freund die Ware brachte, fragte dieser nach der Verlangensattacke. Aber an die hatte Hardy gar nicht mehr gedacht, denn sein Freund hatte ihn perfekt abgelenkt!

Haben Sie auch so einen Freund oder eine Freundin, der oder die Ihnen so hilfreich wie Hardy bei Ihrem Plan zur Seite stehen könnte? Dann zögern Sie nicht, ihn oder sie als Unterstützung beziehungsweise »Buddy« einzusetzen.

Eine weitere Möglichkeit, sich schnell und unkompliziert Unterstützung zu sichern, sind telefonische Helplines, früher »Sorgentelefon« genannt. Sie können sie einmalig oder häufiger kontaktieren, Sie können selbst anrufen oder sich anrufen lassen. In Deutschland werden telefonische Helplines von verschiedenen Anbietern gepflegt:

Bundeszentrale für gesundheitliche Aufklärung (BZgA)

01805/31 31 31
Mo–Do 10:00–22:00; Fr–So 10:00–18:00
Internetseite: www.bzga.de

Deutsches Krebsforschungszentrum (DKFZ)
Raucherteleſon und Hotline
»Rauchfrei am Arbeitsplatz«

06221/42 42 00
Internetseite: www.dkfz.de/de/index.html

Rauchertelefon für Krebspatienten

06221/42 42 24
jeweils Mo–Fr 14:00–17:00

Institut für Raucherberatung und Tabakentwöhnung (IRT)

0800/14 18 141
Mo, Di, Mi, Fr 9:00–19:00
Do 9:00–20:00
Internetseite: www.irt-rauchfreiwerden.de/

Hilfe aus dem Arzneischrank

Bevor Sie nun weiterblättern, weil Sie Medikamente zur Tabakentwöhnung generell ablehnen und Ihren Rauchstopp ohne Ersatzdroge schaffen wollen, nehmen Sie sich bitte kurz Zeit, über medikamentöse Hilfen nachzudenken.

Erinnern Sie sich daran, wie Sie schwimmen lernten? Sind Sie als Nichtschwimmer sofort ins tiefe Wasser gesprungen, ohne vorher mit Schwimmflügeln geübt zu haben? Lernten Sie Autofahren ohne Fahrlehrer, der notfalls auf die Bremse hätte treten können? Hilfsmittel sind etwas sehr Nützliches, um sich auf ungewohntem Terrain zurechtzufinden. In diesem Sinne sehe ich auch die medikamentöse Unterstützung, die Ihnen dabei helfen kann, die ersten ungewohnten rauchfreien Wochen gut und angenehm zu überstehen. Zwar gibt es kein Medikament, das Ihnen die Entwöhnung abnimmt, zu hundert Prozent die Lust auf die Zigarette auflöst, Verlangensattacken auf null reduziert und jede Gefahr des Rückfalls bannt, Medikamente können Ihnen aber den Weg in die Rauchfreiheit erleichtern. Das trifft vor allem dann zu, wenn Sie mehr als zehn Zigaretten täglich rauchen beziehungsweise laut Fagerström-Test (siehe S. 66) unter einer mittleren bis starken körperlichen Abhängigkeit leiden.

Wenn Medikamente also Erleichterung verschaffen können, warum sollte man sie dann nicht nehmen, vorausgesetzt, ihre Einnahme birgt keine besonderen Gefahren? Ich nehme an, dass ein Großteil der Erwachsenen bei Kopfschmerzen hin und wieder zu einem Schmerzmittel greift. Während des Nikotinentzugs hingegen nutzen nur wenige die angebotenen medikamentösen Hilfen. Das hat wahrscheinlich mehrere Gründe, einer wird jedoch besonders häufig genannt: »Ich muss das allein durchstehen. Nur dann habe ich es wirklich geschafft.« Dieses Argument fällt meiner Meinung nach in den Bereich des Nikotinteufels, denn erwiesenermaßen führt eine leichtere Entwöhnung eher zum Erfolg als eine Quälerei mit Entzugserscheinungen. Der Einsatz zum Beispiel von Nikotinersatzpräparaten (NEP) verdoppelt die Wahrscheinlichkeit, mit dem Rauchen aufzuhören und für die Zeit von mindestens sechs Monaten abstinent zu bleiben (Silagy, Lancaster, Stead et al., 2004; Stead, Perera, Bullen et al., 2012). Die langfristige Effektivität der Raucherentwöhnungstherapie wird durch den Einsatz von Nikotinkaugummi, -pflaster, -lutschtablette usw. sogar um durchschnittlich siebzig Prozent gesteigert, finden Walter & Wiesbeck (2009).

Wenn Sie sich für eine medikamentöse Unterstützung entscheiden, haben Sie die Wahl zwischen den frei in der Apotheke verkäuflichen Nikotinersatzpräparaten und den verschreibungspflichtigen

Wirkstoffen Bupropion und Vareniclin, die einen Besuch beim Arzt erfordern. Verschreibungspflichtig ist ebenfalls das Nikotinnasenspray. Das liegt daran, dass es stärker wirkt als die frei verkäuflichen NEP und dass über die Nasenschleimhäute schnell größere Mengen Nikotin aufgenommen werden können.

Die NEP enthalten Nikotin, jedoch keinen der anderen 4000 Inhalts- und Giftstoffe der Zigarette. Der Gebrauch von NEP ist damit in jedem Fall gesünder, als weiter zu rauchen. Zudem bergen sie nur eine geringe Gefahr der Abhängigkeit (Walter & Wiesbeck, 2009). Ich vermute, das liegt zum einen daran, dass Nikotin zu kauen, zu lutschen oder auf die Haut zu kleben weniger Spaß macht, als es zu rauchen. Wer würde schon auf die Idee kommen, mit einem Arbeitskollegen gemeinsam einen Nikotinkaugummi kauen zu gehen? Und zum anderen fehlt den NEP die schnelle Wirkung der Zigarette. Erinnern Sie sich? Das Nikotin braucht, wenn Sie es mit einem Zug aus der Zigarette inhalieren, gerade einmal zehn Sekunden, um die Blut-Hirn-Schranke zu passieren. NEP wirken allesamt langsamer. Dabei gilt das Pflaster als langsam, aber kontinuierlich wirksam, während die anderen Präparate das Nikotin schneller abgeben und daher auch bei akuten Verlangensattacken empfohlen werden.

Was heißt »langsam« beziehungsweise »schnell«? Der Kaugummi bringt den Nikotinspiegel nach etwa zwanzig Minuten auf den höchsten Stand. Dagegen wirkt das Pflaster im Schneckentempo (zwei bis vier Stunden) (Steier & Konietzko, 2007), dämpft dafür aber durch die kontinuierliche Abgabe von Nikotin dauerhaft das Verlangen nach Zigaretten.

Falls Sie sich dazu entscheiden, NEP zur Entwöhnung einzusetzen, sollten Sie sich auf jeden Fall von einem Arzt oder Apotheker über die richtige Anwendung beraten lassen. Denn häufig sind es Anwendungsfehler, die zum schlechten Ruf der NEP beitragen. Beispielsweise sollten Nikotinkaugummis nicht so wie andere Kaugummis genossen werden. Der Grund: Das enthaltene Nikotin, das durch Kauen freigesetzt wird, soll über die Mundschleimhaut den Blutkreislauf erreichen. Wird zu schnell gekaut, wird zu viel Nikotin freigesetzt und mit dem Speichel geschluckt, sodass es nicht im Blut, sondern im Magen landet und zu Übelkeit führt, statt die Entzugserscheinungen zu lindern. Das können Sie dadurch verhindern, dass Sie den Kaugummi in der Backentasche »parken«, sobald Sie ein Kribbeln im Mund spüren oder einen pfefferigen Geschmack bemerken.

Falls das Nikotinpflaster bei Ihnen zu Hautirritationen führt, kann dies vermieden werden, indem Sie das Pflaster auf verschiedene Stellen aufkleben. Wenn das 24-Stunden-Pflaster den Schlaf stört, können Sie auf das 16-Stunden-Pflaster zurückgreifen oder das 24-Stunden-Pflaster vor dem Zubettgehen entfernen (Frishman, 2009). Ist das Pflaster allerdings erst einmal entfernt, können Sie es nicht am nächsten Morgen weiter verwenden.

Für alle Nikotinersatzpräparate scheint zu gelten: »Viel hilft viel« (was ja ansonsten bei Medikamenten nicht immer eine gute Regel ist). Also sollten Sie das jeweilige Präparat lieber mehr und über eine längere Dauer einnehmen. Mehr noch, es gibt viele Belege dafür, dass die Kombination von Nikotinpflaster mit einem weiteren, schneller wirkenden NEP den Erfolg noch vergrößert. So ist die Kombination von Nikotinpflaster und Nikotinkaugummi der Anwendung mit nur einem Präparat überlegen (Stead, Perera, Bullen et al., 2012). Auch die Kombination von Nikotinpflaster mit Nikotinlutschtabletten oder Nasalspray verbessert den Erfolg der alleinigen Anwendung von Nikotinpflaster (Ebbert, Hays & Hurt, 2010). Das Nikotinnasenspray ist in Deutschland derzeit (Stand Januar 2014) allerdings nur über internationale Apotheken und, wie schon gesagt, nur auf Rezept erhältlich. Es ist vor allem für Raucher empfehlenswert, die unter einer starken Nikotinabhängigkeit leiden, da es schnell relativ große Mengen Nikotin freisetzt.

Vielleicht denken Sie aber auch über die Einnahme eines anderen verschreibungspflichtigen Medikaments zur Unterstützung Ihres Vorhabens nach. Dann haben Sie die Wahl zwischen den Wirkstoffen

Bupropion und Vareniclin. Bupropion ist ein Antidepressivum, das auch für die Tabakentwöhnungsbehandlung zugelassen ist. Seine Wirkung beruht auf einer Hemmung der Dopamin- und Noradrenalinaufnahme und wahrscheinlich auf einem direkten Effekt auf die Nikotinrezeptoren (Tonnesen, 2009). Mit anderen Worten: Dem Raucher soll durch die Einnahme des Medikaments die Lust an der Zigarette vergehen. Und tatsächlich ist Bupropion eine wirksame Unterstützung der Tabakentwöhnung. Mit Bupropion konnte in Studien die Erfolgsrate der Tabakentwöhnung[5] verdoppelt werden. Das ist vergleichbar mit der Wirksamkeit der Nikotinersatzpräparate. Allerdings können unter Einnahme von Bupropion unangenehme Nebenwirkungen wie Schlafstörungen (bei über fünf Prozent derjenigen, die das Medikament einnehmen) und epileptische Anfälle (1:1000) auftreten (Goldstein MG, 1998; Batra, Friedrich & Lutz, 2009).

Vareniclin ist das erste Arzneimittel, das speziell für die Tabakentwöhnung entwickelt wurde (Tschabischer, Homaier, Lichtenschopf et al., 2009). Seit 2007 ist es in Deutschland erhältlich. Vareniclin ist ein partieller Agonist/Antagonist am alpha4-beta2-Nikotinrezeptor, das heißt, es setzt genau an der Stelle an, an der das Nikotin normalerweise wirkt. In den ersten Tagen der Einnahme soll weiterge-

5 Bezogen auf die Abstinenz ein Jahr nach dem Rauchstopp.

raucht werden. Da Vareniclin im Gehirn die Andockstellen besetzt, an die sich das Nikotin normalerweise bindet, kann das Nikotin, sprich das Rauchen, seine Wirkung nicht beziehungsweise nur eingeschränkt entfalten. Mehr noch: Vareniclin bewirkt nach Bindung am Rezeptor eine geringere Freisetzung des Neurotransmitters Dopamin als das Nikotin. Dieser Mechanismus soll die Entzugserscheinungen nach dem Rauchstopp lindern und das Rauchverlangen dämpfen.

In den zwei Studien, die zur Zulassung des Wirkstoffes führten, war eine Behandlung mit Vareniclin erfolgreicher als eine mit Bupropion oder einem Placebo. Von den Vareniclin-Patienten waren ein Jahr nach Beginn der Behandlung immer noch 23 Prozent rauchfrei im Vergleich zu fünfzehn Prozent der Bupropion- und neun Prozent der Placebo-Gruppe (Christalla, Dewenter, El-Armouche, 2012). Allerdings können auch bei der Einnahme von Vareniclin Nebenwirkungen auftreten. Zu den am häufigsten genannten gehören Übelkeit, Kopfschmerzen, Schlaflosigkeit und »abnorme« Träume. Schlimmer noch: Nach der Markteinführung tauchten immer wieder Berichte über neuropsychiatrische Symptome auf, die als Nebenwirkung von Vareniclin gedeutet wurden. Im Einzelnen wurden die Symptome Depression, Suizidgedanken und sogar vollendeter Suizid aufgelistet, die nun auch in der Arzneimittelbeschreibung genannt werden (Christalla, Dewenter, El-Armouche, 2012), wobei das Risikoprofil durchaus kontrovers diskutiert wird. Zurzeit laufen weitere Studien, die das Nebenwirkungsprofil des Wirkstoffs kritisch überprüfen.

Batra, Friedrich und Lutz (2009) schlussfolgern, dass die durch die Einnahme von Bupropion und Vareniclin verursachten Nebenwirkungen ihre Verwendbarkeit im Vergleich zu Nikotinersatzpräparaten einschränkt. Mit anderen Worten: Die Autoren empfehlen die im Vergleich zu verschreibungspflichtigen Präparaten nebenwirkungsarmen NEP.

Die elektronische Zigarette gehört streng genommen nicht in diese Aufzählung, denn sie ist kein Medikament. Jedenfalls noch nicht. Im Januar 2013 zitierte *Spiegel Online*, dass die EU-Kommission auf Anfrage der *Berliner Zeitung* mitteilte, dass ein Regulierungsvorschlag vorliege, elektronische Zigaretten gleichzustellen mit Nikotinersatztherapien wie Nikotinpflaster, -sprays oder -kaugummis. Dies hätte zur Folge, dass Hersteller von E-Zigaretten ähnlich strenge Auflagen erfüllen müssten wie Arzneimittelhersteller. Das würde, so wird vermutet, zunächst das vorläufige Ende der E-Zigarette bedeuten.

Aber ist die E-Zigarette überhaupt zur Tabakentwöhnung geeignet? Einige Hersteller werben ja nachgerade mit diesem Argument. Um diese Frage zu beantworten, ist es notwendig, die E-Zigarette genauer zu betrachten. Sie sieht in Form und Größe aus wie eine »normale« Zigarette. Häufig simuliert eine Leuchtdiode die Glut. Im Inneren befindet sich eine Stromquelle, ein elektrischer Vernebler, eine auswechselbare Kartusche mit einer Flüssigkeit und eine Steuerungselektronik (Deutsches Krebsforschungszentrum, DKFZ , 2010). Der »Raucher« atmet das vernebelte Aerosol ein, das zu neunzig Prozent aus Propylenglykol besteht, einer Grundchemikalie, die als Zusatzstoff für Nahrungsmittel und Kosmetikprodukte zugelassen ist. Was Propylenglykol anrichtet, wenn es über längere Zeit eingeatmet wird, ist noch unklar. Seine Verwendung bei Nebelmaschinen kann jedenfalls kurzfristig zu Atemwegsreizungen führen. Welche weiteren Inhaltsstoffe eine E-Zigarette enthält, ist je nach Produkt unterschiedlich und wird vom Hersteller häufig nicht einmal angegeben (DKFZ, 2010). Nicht immer ist Nikotin enthalten, und wenn, dann können die Angaben darüber ebenfalls ungenau ausfallen. Laut toxikologischen Analysen geben Kartuschen mit gleichen Inhaltsangaben zudem unterschiedliche Mengen Nikotin ab. Für eine bewusste Reduktion der aufgenommenen Nikotinmenge eignen sich daher nur nikotinfreie Kartuschen. Außerdem ist die E-Zigarette nicht dazu geeignet, die Anzahl der Situationen, in denen geraucht wird, zu reduzieren. Ganz im Gegenteil: Mit der E-Zigarette kann auch da geraucht werden, wo die herkömmliche Zigarette verboten ist, da bei ihr ja kein schädlicher Nebenstromrauch entsteht. Schießlich sind in meinen Augen die gesundheitlichen Gefährdungen durch die E-Zigarette noch nicht ausreichend erforscht, sodass sie mir alles in allem nicht als empfehlenswert erscheint.

Insgesamt würde ich hinsichtlich der medikamentösen Unterstützung vor allem die Nikotinersatzpräparate empfehlen – vor allem, wenn Sie befürchten, körperlich tabakabhängig zu sein –, denn NEP haben sich als wirksam erwiesen und sind im Allgemeinen gut verträglich.

Wenn Sie nun trotz der beschriebenen Vorzüge keine NEP benutzen möchten, ist das in der Regel okay, schließlich wählen *Sie* Ihren Weg zum Nichtraucher. Wenn Sie aber aktuell oder in der Vergangenheit unter einer depressiven Störung leiden beziehungsweise litten, dann sollten Sie, nach Rücksprache mit Ihrem Arzt oder Apotheker, NEP nutzen. Denn zwischen Rauchen und Depression gibt es einige Zusammenhänge, die besondere Vorsichtsmaßnahmen ratsam erscheinen lassen. Zunächst einmal ist der Anteil von Personen mit Depressionen unter Rauchern höher als unter Nichtrauchern und depressive Raucher konsumieren in der Regel mehr Zigaretten (Mendelsohn, 2012). Außerdem können Entzugserscheinungen bei der Tabakentwöhnung Ähnlichkeiten mit den Symptomen einer Depression haben. Beispiele dafür sind Veränderungen im

Schlafbedürfnis (mehr oder weniger), traurige Stimmung und Unkonzentriertheit. Über den Grund der Zusammenhänge wird spekuliert. Als mögliche Ursachen werden sowohl genetische als auch Umweltfaktoren diskutiert. Forscher hegen allerdings die Vermutung, dass Rauchen an sich zur Entwicklung von Depressionen beiträgt.

Wie dem auch sei, wichtig ist für Sie – falls Sie betroffen sind –, zum einen Vorsichtsmaßnahmen zu ergreifen, da die Gefahr besteht, dass durch die Entwöhnungsphase depressive Symptome ausgelöst werden, und zum anderen, sich klarzumachen, dass depressive Personen sich häufig mit der Tabakentwöhnung schwerer tun. Sind das nicht Gründe, lieber weiter zu rauchen? Selbstverständlich nicht. Es ist nur wichtig, den Nikotinentzug sanfter zu gestalten und wenn möglich Nikotinersatzpräparate zu nutzen. Zudem sollten Sie, wenn Sie Antidepressiva einnehmen, Ihren behandelnden Arzt aufsuchen, da Zigaretten die Wirkungsweise Ihres Medikaments beeinflussen können. Es ist gut möglich, dass Sie nach dem Rauchstopp eine geringere Dosis benötigen.

Der Gang zum behandelnden Arzt ist im Übrigen eine allgemeine Empfehlung für all diejenigen, die Medikamente einnehmen, da Rauchen generell die Wirksamkeit von Arzneistoffen verändert oder überhaupt erst die Einnahme von Medikamenten nötig macht. Ein Beispiel sind blutdrucksenkende

Mittel: Nicht wenige meiner Kursteilnehmer konnten ihre Medikamente nach dem Rauchstopp absetzen.

Es ist Zeit für den Abschied

Falls Sie nun immer noch rauchen, ist es Zeit, sich von der Zigarette zu verabschieden. (Wenn Sie schon aufgehört haben, können Sie dieses Kapitel überspringen.)

Manchmal ist es so, dass wir alles oder zumindest vieles über ein Themengebiet wissen und den ganzen Komplex für uns in der Theorie durchdacht haben. Doch wenn es zur Umsetzung kommen soll, fehlt uns der letzte notwendige Impuls, um zur Tat zu schreiten. Auch in meinen Kursen gibt es immer wieder Teilnehmer, die in den ersten Stunden fest entschlossen sind, das Rauchen aufzugeben, und dann den Rauchstopp irgendwie »verschlafen«. Dabei mangelt es ihnen offensichtlich nicht am Willen. Und was überraschend ist: Es handelt sich meistens um Teilnehmer, die durchaus zur Selbstreflexion fähig sind und sehr genau wissen, bei welchen Anlässen sie zur Zigarette greifen und welche Strategien bei ihnen hilfreich wären. Häufig sind es gerade die Teilnehmer, die den Kurs mit besonders scharfsinnigen Äußerungen weiterbrachten. Und im Kurs reicht dann auch meist der Blick auf die anderen für die Initialzündung. Denn alle anderen haben den Rauchstopp geschafft und die nächste Phase erreicht: Nichtraucher bleiben. Und Sie? Sie wollen doch nicht die oder der Einzige sein, der weiterraucht? Was nützt die bisherige Analyse, wenn Sie jetzt nicht zur Tat schreiten?

Also: Rauchen Sie nun Ihre letzte Zigarette und vernichten Sie danach Ihre Rauchutensilien. Denken Sie daran: Sie selbst haben eine Entscheidung getroffen, Sie wollen Nichtraucher werden und werden sich auf Ihre Art und Weise von dieser Sucht befreien. Denn jetzt wissen Sie, es gibt sie nicht: die einzelne, tolle Genusszigarette. Es gibt nur eine lange Kette von Suchtzigaretten, bei denen die vorherige die nächste bedingt.

Die letzte Zigarette ist so, als ob Sie über eine unsichtbare Hürde springen müssen. Nur dass die Hürde nicht so groß ist, wie Sie meinen. In den allermeisten Fällen ist die Angst vor dem Rauchstopp viel unangenehmer als der Entzug selbst. Ich vermute, dass diese irrationale Angst einer der Zigarettenmechanismen ist, mit denen das Nikotin Sie beim »Glimmstängel« hält.

Eine gute Möglichkeit, den Absprung leichter zu machen, ist ein Abschiedsritual.

Überlegen Sie sich, wie, wo und mit wem Sie Ihre letzte Zigarette rauchen wollen. Überle-

gen Sie nicht mehr wann, denn das sollte innerhalb der nächsten 24 Stunden sein. Möchten Sie zum Abschluss ein ganzes Päckchen rauchen oder reicht Ihnen eine? Wollen Sie vielleicht der Zigarette einen Abschiedsbrief schreiben?
Möchten Sie dann Ihre Utensilien verbrennen, vergraben oder einfach nur in die Mülltonne schmeißen?
Im Kurs gibt es eine Pause für die »letzte Zigarette«, die von den Teilnehmern zum Rauchstopp-Kurstermin geraucht werden soll. Aber viele Teilnehmer meiner Kurse haben das Bedürfnis, ihren Abschied individueller zu gestalten. Da gab es den Familienvater, der seine letzte Zigarette im Kreis seiner Lieben rauchte und danach die Rauchutensilien gemeinsam mit seinen Kindern im Garten vergrub. Oder den Teilnehmer, der seine Abschiedszigarette plante, dann aber feststellte, dass er diese gar nicht mehr rauchen wollte, sondern seinen Abschied am Vortag schon vollzogen hatte.
Gleichgültig wie Sie Ihren Abschied von der Zigarette gestalten, wichtig ist nur, dass Sie einen Rauchstopp vollziehen, ab dem Sie nicht mehr rauchen.

Management: Die ersten rauchfreien Tage gestalten

Es ist nicht immer möglich, die ersten rauchfreien Tage so zu planen, dass sie Ihnen leichter fallen. Vor allem an Arbeitstagen fehlt häufig der Gestaltungsspielraum für solche Planungen. Wenn Sie jedoch die Möglichkeit haben, Ihre ersten rauchfreien Tage so zu gestalten, dass Ihnen das Nichtrauchen angenehmer wird, sollten Sie das nutzen.

Stellen Sie sich Fragen wie

- Bei welchen Tätigkeiten hatte ich bisher nicht das Bedürfnis zu rauchen? Das kann sehr unterschiedlich sein. Einige Kursteilnehmer berichteten, Gartenarbeit sei für sie unvereinbar mit Zigaretten. Für andere gehörte die Zigarette bei dieser Tätigkeit dazu.
- An welchen Orten darf ich gar nicht rauchen? Eine Teilnehmerin fuhr bei Verlangensattacken mit der U-Bahn und stieg an Haltestellen aus, die sie noch nicht kannte. So entdeckte sie während der ersten rauchfreien Tage neue Seiten an ihrer Heimatstadt.
- In Anwesenheit welcher Personen fällt mir das Nichtrauchen leichter? Manch einem hilft es, sich in den ersten rauchfreien Wochen mit lieben

Nichtrauchern zu treffen, die ihn bei seinem Vorhaben unterstützen. So ging es auch dem Kursteilnehmer, den ich schon im Kapitel »Die lieben anderen« erwähnte. Er lud seine nichtrauchende Nachbarin zum Essen ein.

- Was macht mir besonders Spaß ohne Zigarette? Oder anders formuliert: Woran hat mir die Zigarette den Spaß verdorben? Ich hatte schon Kursteilnehmer, die nach dem Rauchstopp erst einmal lange Zugreisen unternahmen, weil sie dies als Raucher vermieden hatten. Sie freuten sich sehr über diese neue Freiheit und waren stolz, längere Zeit ohne Verlangensattacken an rauchfreien Orten verbringen zu können.
- Wo kann ich ohne Zigarette gut entspannen? Vielleicht denken Sie jetzt: »Entspannen ohne Zigarette – unmöglich!« Dann hilft es vielleicht, wenn Sie rauchfreie Entspannungsorte aufsuchen wie zum Beispiel Schwimmbad, Sauna oder Massage-Praxis.

Gleichgültig, ob Sie an den ersten rauchfreien Tagen den Keller aufräumen, die Gardinen waschen, in ein Thermalbad gehen oder einen Spaziergang unternehmen: Es ist alles möglich, wenn es Ihnen nur die erste Zeit erleichtert. Erfahrungsgemäß sollten Sie anfangs aber drei Dinge meiden.

Alkohol

Der Genuss alkoholischer Getränke führt zur Überschätzung eigener Fähigkeiten. Gleichzeitig löst das Trinken von Wein, Bier und anderen Alkoholika eine als angenehm empfundene Gleichgültigkeit gegenüber Pflichten, Zielen und Vorhaben aus. Schon ab dem ersten Glas wird die Entschlusskraft aufgeweicht. Wenn es um Alkohol geht, heißt das: Testen Sie Ihre Entschlusskraft nicht gleich. Gönnen Sie sich ein paar rauchfreie »Trainingstage«, bevor Sie das erste alkoholische Getränk ohne Zigarette probieren.

Langeweile

Langeweile ist an sich nichts Negatives. Sie ist der Gegenpol zu Stress und Anspannung, bedeutet Entspannung und Auftanken und gehört zum Leben dazu. Nur: In den ersten rauchfreien Tagen besteht das Erfolgsrezept in der Ablenkung. Wer im Sessel sitzt und auf die nächste Verlangensattacke wartet, wird sich aller Wahrscheinlichkeit nach schwerer tun, sie abzuwehren, als jemand, der für Abwechslung sorgt.

Stress

Stress an sich ist ebenfalls nichts Negatives, wenn er nicht zum Dauerzustand wird. Da aber Stress – welcher Art auch immer – für die allermeisten Raucher ein Anlass ist, sich die nächste Zigarette anzuzünden, sollte er an den ersten rauchfreien Tagen vermieden werden. Planen Sie also so gut es geht im Vorfeld: Am Rauchstopp-Tag sollten keine Prüfungen, Hochzeiten, Scheidungen oder andere »stressige Dinge« stattfinden.

Was tun, wenn die Lust kommt?

Nun, da Sie aufgehört haben zu rauchen, liegt die anstrengende Phase der Entscheidung, in der Sie hin und her überlegten und vielleicht Ängste ausstanden, wie es wohl »ohne« sein wird und ob Sie das überhaupt schaffen können, hinter Ihnen. Manch ein Ex-Raucher fühlt sich nach dem Rauchstopp wie befreit von einer großen Last, und der Stolz und die Freude über das erreichte Ziel lassen alle unangenehmen Begleiterscheinungen der Entwöhnung in den Hintergrund treten. Und bei den meisten bleibt die Freude über die neu gewonnene Freiheit und Energie bestehen.

Dennoch sind die Gedanken an und das Verlangen nach einer Zigarette nicht gleich ganz verschwunden. Sie werden mal drängender und mal dezenter auftauchen, anfangs häufiger, dann, nach einigen Tagen und Wochen, immer seltener. Was können Sie tun, wenn der Gedanke an die Zigarette drängender wird und die Lust kommt?

Zunächst einmal ist es von Vorteil, wenn Sie flexibel reagieren können. Eine einfache Möglichkeit hierzu ist, die Stärke der Verlangensattacke einzuschätzen, bevor Sie reagieren. Manche Ex-Raucher haben das Gefühl, der Gedanke an eine Zigarette sei in den ersten Tagen nach dem Rauchstopp allgegenwärtig. Wenn Sie darauf achten, wie drängend das Verlangen ist, werden Sie eventuell feststellen, dass es nur ganz beiläufig auftaucht. Ist das der Fall, können Sie es registrieren, sich darüber freuen – und sich getrost anderen Dingen zuwenden. Ignorieren Sie ruhig das geringe Verlangen und sparen Sie Ihre Energie für die schwierigeren Situationen. Auf diese Weise verkleinert sich auch Ihr Drang zu rauchen in Ihrer Wahrnehmung und tritt automatisch in den Hintergrund.

Ist der Gedanke an eine Zigarette drängender, dann ist Ablenkung die Strategie der Wahl! Tun Sie etwas, am besten etwas, bei dem Sie vor Ihrem Rauchstopp auch nicht geraucht haben. Ablenkung können alle Tätigkeiten bieten, die Sie gedanklich fesseln oder körperlich beanspruchen. In meinen Kursen wurde schon vieles als Ablenkungsstrategie genannt. Hier ist eine kleine Auswahl: den Keller aufräumen, putzen, Auto fahren, mit Freunden telefonieren, essen, sich eine Tasse Kaffee kochen, laufen/joggen, weiterarbeiten, puzzeln, stricken, U-Bahn fahren, Rad fahren, Gameboy spielen, Kaugummi kauen, Möhren essen, Gartenarbeit machen, duschen, am PC arbeiten, singen, ein Instrument spielen, Sudoku lösen …

Manchmal kann (muss aber nicht) der Gedanke an die Zigarette so drängend und laut werden, dass Sie Angst bekommen, nicht standhaft bleiben zu können. Der Notfall ist eingetreten! Allerdings geschieht das nur bei den wenigsten Ex-Rauchern. Trotzdem ist es sinnvoll, sich auf derart starke Verlangensattacken vorzubereiten. Denn im Notfall reagieren wir wie schon unsere Vorfahren, indem die gesamte Energie für Flucht oder Angriff bereitsteht. Für kreative Lösungen ist da kein Platz mehr. Wenn es »brennt«, werden Sie automatisch reagieren. Und die automatische Reaktion ist jetzt, kurz nach dem Rauchstopp, der Griff zur Zigarette.

Aber Sie bereiten sich ja vor und überlegen vorab: Was will ich im Notfall tun? Bei Ihren Überlegungen brauchen Sie gar nicht so sehr nach etwas Außergewöhnlichem suchen. Ganz im Gegenteil, es sollte etwas sein, das Sie (fast) immer und überall tun können und das Ihnen in der betreffenden Situation auch einfällt. Haben Sie Ihr Notfallprogramm erst einmal ausgearbeitet, ist es sehr gut möglich, dass der Notfall gar nicht mehr eintritt.

Am besten ist es, Sie schreiben sich eine »Notfallanordnung«.
Was werden Sie sich im Notfall sagen?
Sie können Ihre Gründe für das Nichtrauchen auflisten; oder Sie können einen Satz, der Ihre Empfindungen wiedergibt, laut aussprechen. Teilnehmer meiner Kurse legen sich häufig

ganz intuitiv solche Sätze zurecht. (»Nein, ich will nicht mehr«; »Das Kapitel Rauchen ist für mich Vergangenheit«; »Es gibt keine guten Zigaretten«.)

Was werden Sie im Notfall tun?

An dieser Stelle sind einfach strukturierte Handlungen gemeint, die im Notfall auch umsetzbar sind. Hier folgen Beispiele meiner Kursteilnehmer: »Ich setze mich ins Auto, weil ich da nicht das Bedürfnis habe, zu rauchen.« – »Ich stelle mich ans offene Fenster, atme tief durch und zähle bis zehn.« – »Ich rufe einen guten Freund an, der mir auf dem Weg zum Nichtrauchen helfen will.«

Der Anruf beim Freund leitet zur letzten Frage auf Ihrem Notfallplan über:

Wen werden Sie im Notfall um Hilfe bitten?

An diese Stelle gehören wichtige Telefonnummern. Abgesehen vom Partner oder von guten Freunden können Sie zum Beispiel eine der Helplines (siehe Kapitel »Die lieben anderen«) anrufen. Das ist auch möglich, wenn Sie nur einen einmaligen Kontakt wünschen, also nicht weiter betreut werden wollen.

Ihre persönliche Trickkiste

Vielleicht gehören Sie ja zu den Ex-Rauchern, die sich am liebsten so wenig wie möglich Gedanken zum Rauchen machen, weil für Sie das Thema ab dem Rauchstopp erledigt ist. Und weil Sie das Gefühl haben, dass Energie, die Sie zusätzlich für solche Gedanken aufwenden, das Rauchen nur aufwertet und Ihnen die Abstinenz erschwert. Oder Sie gehören zu denjenigen, die sich nach dem Rauchstopp einfach nur freuen, die Zigarette endlich hinter sich gelassen zu haben, und keinerlei Verlangen verspüren.

Wenn dem so ist, dann klappen Sie das Buch zu und lesen erst weiter, wenn Sie das Bedürfnis dazu haben oder Sie sich von einer Verlangensattacke ablenken wollen.

Für die anderen, für diejenigen also, die immer wieder Lust auf Zigaretten verspüren und sich fragen, wie sie dem entgehen können, habe ich dieses und das nächste Kapitel geschrieben.

Als ich selbst aufhörte zu rauchen, hatte ich ein starkes Bedürfnis nach Tipps, wie ich das drängende Verlangen nach einer Zigarette loswerden könnte. Während meiner Arbeitszeit bot sich mir die wunderbare Möglichkeit, in die institutseigene Bibliothek zu gehen und die dort vorhandenen Tabakentwöhnungsmanuale zu durchforsten. Dabei stellte ich aber mit Bedauern fest, dass nur wenige auf die Phase *nach* dem Rauchstopp eingingen, die meisten informierten fast ausschließlich über die Vorbereitung. Und die paar Anleitungen, die auch die Zeit danach thematisierten, hielten Verhaltenstipps parat, die ich wenig brauchbar fand. Gleichwohl halfen mir die fünf- bis zehnminütigen Lesepausen über meine persönlichen Verlangensattacken hinweg. Es kommt ja, wie gesagt, nicht darauf an, was genau Sie bei einer Verlangensattacke tun – Hauptsache ist, dass Sie sich ablenken. Und auch wenn der Drang, eine Zigarette zu rauchen, immer wiederkehrt: Er geht auch immer wieder weg – meistens innerhalb von zehn Minuten oder gar weniger. Es ist wie mit Wolken, die am Himmel, oder mit Schiffen, die auf dem Meer vorüberziehen: Sie kommen ins Blickfeld und verschwinden wieder.

Und genauso, wie Sie Fieber und Gliederschmerzen bei einer Grippe ertragen oder Muskelkater nach dem Sport in Kauf nehmen, müssen Sie die Verlangensattacken annehmen. Sie gehören zur Entwöhnung fast immer dazu. Allerdings kann man die Beschwerden sehr wohl lindern. Eine Möglichkeit dazu ist, sich eine persönliche »Trickkiste« anzulegen, in der Sie neben Ihrem Notfallplan Dinge deponieren, die Ihnen die ersten rauchfreien Wochen erleichtern. Schon allein die Konzentration auf hilfreiche Dinge und das Packen Ihrer Kiste bieten Ihnen eine angenehme Ablenkung.

Was könnten Sie in Ihre persönliche Trickkiste packen?

Hier folgt eine Aufzählung von Dingen, die für Kursteilnehmer hilfreich waren:

Gegenstand	**Nutzen**
Notfallplan »Wenn es brennt«	Erleichtert den Weg zum Nichtraucher
Nikotinersatzpräparate oder andere Medikamente zur Erleichterung der Rauchfreiheit	Sie können die Chancen für einen erfolgreichen Rauchstopp verdoppeln.
Kaugummis, Bonbons, frische Karotten, Lutscher	Sie können genauso wie die Zigarette das Bedürfnis befriedigen, etwas in den Mund stecken zu wollen.
Telefonnummern von hilfreichen Freunden oder von professionellen Helplines	Ein Gespräch lenkt nicht nur ab, sondern kann auch die Gedanken klären.
Stifte, Strohhalme, Salzstangen	Das Verlangen nach Rauchergestik kann auch ganz rauchfrei gestillt werden.
Stift und Block	Wenn Sie kurze Wartezeiten überbrücken müssen, beschäftigen Sie Ihre Hände. Schreiben Sie Einkaufslisten, To-do-Listen oder kritzeln Sie Männchen.

Gegenstand	Nutzen
Kreuzworträtsel, Sudoku, Nintendo, Taschenrechner etc.	Beschäftigt den Kopf mit anderen Dingen.
Jogging-, Wander- oder Turnschuhe; Gymnastikmatte, Springseil, Fußball, Tennisschläger	Nach dem Rauchstopp geht es konditionell bergauf; nutzen Sie diese Motivationsspritze und treiben Sie Sport.
Adressen einschlägiger Websites	Im Internet finden Sie Onlineprogramme zum Rauchstopp, unter anderem von der BZgA (www.rauchfrei-info.de/aufhoeren/das-rauchfrei-ausstiegsprogramm/).
Relax- oder Knetbälle, Qi-Gong-Kugeln, Jonglierbälle	Beschäftigt die Hände und entspannt.
Schnitzwerkzeug und Holz, Strickzeug oder anderes zum Werken oder Basteln	Kann auch hinterher Freude am Ergebnis bringen.
Tee (eventuell Nichtrauchertee aus der Apotheke) oder Kaffee	Schon die Herstellung bietet eine angenehme Ablenkung und Pause.
Autoschlüssel oder Fahrkarte für öffentliche Verkehrsmittel	Fahren Sie, wenn Ihnen Fahren das Nichtrauchen erleichtert.
Liste mit Orten, an denen Ihnen das Nichtrauchen leichtfällt	Kino, Schwimmbad, Sauna, Mutters Küche, U-Bahn etc.

Gegenstand	**Nutzen**
Pro-und-Kontra-Liste; Fotos von Nichtrauchervorbildern etc.	Erinnern Sie sich an Ihre Gründe, Nichtraucher sein zu wollen.

Teil III
Langfristige Strategien

Das mächtigste Instrument

Viele vermuten, dass mit dem Klick im Kopf alles ganz einfach sei, oder zumindest, dass Rauchen beziehungsweise Nichtrauchen viel mit dem Kopf zu tun habe. Und das stimmt. Forscher haben sogar herausgefunden, in welchen Regionen des Gehirns das »gelernte« Rauchverhalten stattfindet beziehungsweise welche Hirnregion aktiviert ist, wenn ein Raucher Hinweisreize erhält, bei denen er meint, rauchen zu müssen. Beispiele für solche Hinweisreize sind der Kaffee, die Pause oder Stress, die alle als Anlass für eine Zigarette gelten können. Bei solchen Gelegenheiten regen sich beim Raucher die Zellen rund um die Insula. Wenn diese Hirnregion zum Beispiel durch einen Unfall mit Hirntrauma beschädigt wird, fällt es Rauchern leichter, auf Dauer aufzuhören, und sie verspüren weniger Verlangen nach einer Zigarette als Personen ohne diese Verletzung (Benowitz, N.L., 2009). Dass also die Abhängigkeit von der Zigarette etwas mit dem eigenen Kopf zu tun hat, dem stimmen nicht nur Forscher, sondern auch die meisten Raucher zu. Hingegen ist nur wenigen bewusst, welch ein mächtiges Instrument ihnen damit auf dem Weg in die Rauchfreiheit zur Verfügung steht. Dabei ist es nicht notwendig, die Insula durch ein Trauma zu beschädigen, Sie können auch so Einfluss nehmen. Denn es ist *Ihr* Kopf, und Sie können mit ihm denken, was Sie wollen. Oder um es mit Francis Picabia (1879–1953, französischer Schriftsteller, Maler und Grafiker) auszudrücken: »Unser Kopf ist rund, damit das Denken die Richtung wechseln kann.«

Das klingt gut, meinen Sie, aber trotzdem haben Sie das Gefühl, dass Ihr Verlangen nach Zigaretten eher automatisch abläuft. Und Ihr Gefühl trügt Sie nicht, denn die meisten unserer Gedanken laufen automatisch ab. Alles andere wäre während des Tagesverlaufs viel zu aufwendig. Wir brauchen Faustregeln und automatische Reaktionsketten, weil wir weder Zeit noch Kapazität haben, über alles nachzudenken, was uns an einem Tag widerfährt. Wenn Sie also etwas sehen, denken oder fühlen, werden Sie in den allermeisten Situationen nicht bewusst überlegen, sondern automatisch reagieren. Klicksurr, so beschreibt R. Cialdini (2007) dieses Phänomen: »Klick« – ein Band wird gestartet; »surr« – die entsprechende standardisierte Verhaltensabfolge läuft ab. Ein Beispiel: Sie gehen einkaufen. Höchstwahrscheinlich greifen Sie unter den im Supermarkt angebotenen Produkten nicht irgendeines heraus, sondern wählen dasjenige, das Sie schon kennen. Dann gehen Sie an die Kasse – ohne darüber nachzudenken – und wenn Sie eine Zahl genannt bekommen, wissen Sie sofort und ohne zu überlegen, dass Sie nun bezahlen müssen, usw. Nun ist ein Einkauf schon eine relativ komplexe Situation. Machen wir es noch einfacher und betrachten einen einzelnen »Gedankenauslöser«. Denken Sie jetzt bitte an eine große gelbe Zitrone. Schließen Sie die Augen und stellen sich vor, Sie würden diese mit einem Messer in zwei Hälften teilen und dann die eine davon in den Mund stecken. Schon beim Schreiben zieht sich mein Mund zusammen und der Speichel fließt. Obwohl ich dieses Beispiel schon häufig erzählt habe, funktioniert es doch immer wieder: ein Gedanke (Zitrone) löst ganz automatisch eine körperliche Reaktion aus. Jedoch ist dieser Automatismus an eine gelernte Bewertung gebunden.

Das Schema lautet nicht:
Zitrone ⇨ Speichel

Sondern so:
Zitrone ⇨ Bewertung (gelernt: in diesem Fall = sauer) ⇨ Speichel

Selbstverständlich haben Sie auch bezüglich der Zigarette Ihr bevorzugtes Reaktionsmuster erlernt. Eine Zigarette oder auch nur der Gedanke daran löst die Bewertung aus. Diese Bewertung führt zur jeweiligen Reaktion. Und das passiert ohne Ihr bewusstes Zutun, geschieht immer automatisch: klick-surr. Die Frage ist nur, wie Ihre Bewertung lautet. Denken Sie »schmeckt gut, riecht gut und tut mir gut«, werden Sie als Reaktion automatisch zugreifen wollen. Lautet Ihre Bewertung aber »stinkt, nimmt mir die Luft zum Atmen und ist ein Gift«, werden Sie vielleicht anfangen zu husten oder einen Widerwillen spüren, wenn Sie eine Zigarette riechen.

Das Tolle ist, dass Sie Ihre Bewertung der Zigarette bewusst beeinflussen können. Wird sie negativer, vergeht Ihnen automatisch die Lust! Die Frage ist nun, wie Sie Ihre bisherige Einschätzung der Zigarette umpolen können. Vielleicht haben Sie ja das Gefühl, dass eine solche Umbewertung unehrlich wäre, weil Sie ja nicht mir nichts, dir nichts Ihre Meinung ändern können. Schließlich will niemand von uns als »Fähnlein im Wind« erscheinen. Aber im Fall der Zigarette gibt es zwei Sachverhalte, die Ihren Sinneswandel plausibel machen.

Wahrscheinlich stehen Sie dem Rauchen seit längerer Zeit sowieso schon ambivalent gegenüber. Das heißt, dass sich zur Wertschätzung der Zigarette auch einige negative Aspekte gesellt haben. Sie brauchen sich jetzt lediglich auf Letztere zu konzentrieren.

Und: Rauchen ist eine Sucht. Teil der Tabakabhängigkeit ist die unbedingte Wertschätzung der Zigarette. Auch werdende Ex-Raucher verspüren diesen Loyalitätsdruck der Zigarette gegenüber. Dieser hat zur Folge, dass viele Ex-Raucher sich auch nach dem Rauchstopp in Gedanken wie Raucher verhalten, indem Sie Zigaretten und Rauchen allgemein, entgangene Rauchpausen, die fehlenden Zigaretten nach dem Essen etc. mit positiven Attributen belegen. Wenn Sie sich von Ihrer Sucht ganz befreien, werden Sie merken, dass ein Großteil Ihrer Wertschätzung der Zigarette gegenüber Ihrer Sucht geschuldet war und die Verluste nicht dramatisch sind. Verschwindet die Abhängigkeit, werden Sie klarer sehen, wie wenig Positives Ihnen die Zigarette brachte, und die negativen Auswirkungen des Rauchens wie Raucheratem und Husten, Leistungsminderung und Abhängigkeit deutlicher erkennen.

Seien Sie also schlau und versuchen Sie nicht, in Gedanken ein Raucher zu bleiben. Konzentrieren Sie sich auf die negativen Seiten der Zigarette, schreiben Sie sich das, was Sie am Rauchen nicht leiden können, auf und sagen Sie es sich laut und deutlich, wenn der Gedanke an eine Zigarette kommt. Denken Sie daran, dass Ihr Ziel darin besteht, Ihre automatische Reaktion zu verändern:

Zigarette ⇨ Bewertung: stinkt, eklig, macht krank ⇨ Reaktion: Ablehnung

Unterschätzen Sie nicht Ihren Kopf! Wenn Ihre negativen Argumente überzeugend sind – und das sind sie jetzt –, wird die Methode funktionieren.

Beim Blick auf das Reaktionsschema wird noch eine zweite Einflussmöglichkeit deutlich. Sie können, sobald der Gedanke an eine Zigarette auftritt, die automatische Reaktion bewusst abbrechen. Sagen Sie »Stopp« und tun Sie bewusst etwas anderes. Eine meiner Freundinnen ließ ein Gummiarmband leicht gegen das Handgelenk prallen, um den Automatismus zu unterbrechen. Oder machte eine Fingerbewegung, mit der sie den Gedanken »durchschnitt«.

Um die Macht der Gedanken besser nutzen zu können, sollten Sie alle Sinneswahrnehmungen heranziehen. Besonders gut funktioniert meiner Erfahrung nach der Geruchssinn, vielleicht weil er sehr eng mit Emotionen und Erinnerungen verbunden ist. Eine meiner Kursteilnehmerinnen ging vor ihrem Rauchstopp an den Aschenbechern vorbei, die im Flur vor ihrem Büro für die rauchenden Mitarbeiter aufgestellt waren. Sie versuchte sich den Geruch, der für sie sehr abstoßend und ekelerregend war, möglichst gut einzuprägen. Diese Wahrnehmung verband sie mit der Zigarette und erinnerte sich bewusst bei jeder Zigarette, die sie sich ansteckte, an den Gestank der Aschenbecher. Die Methode war für sie sehr

hilfreich, denn sie hörte binnen kürzester Zeit ohne Reue mit dem Rauchen auf.
Eine andere Empfehlung lautet, alte Zigarettenkippen in einem verschließbaren Glas auszustellen. Oder Sie geben der Zigarette einen anderen Namen. Ein erfolgreicher Teilnehmer konnte Lakritze nicht ausstehen und taufte die Zigarette für sich zu »Bärendreck« um.

Belohnen, Belohnen, Belohnen

»Dass ich aufgehört habe zu rauchen, ist Belohnung genug!«, so oder so ähnlich lautet ein häufig gehörter Kommentar zum Thema Belohnung in meinen Kursen. Und sicherlich ist Nichtrauchen allein schon eine Belohnung, aber es lohnt sich, den Begriff weiter zu fassen, denn so können Sie sich die Umstellung zum Nichtraucher noch mehr erleichtern.

Wie in Teil I erläutert, wirkt die Droge Nikotin im sogenannten Belohnungssystem des Gehirns. Das anflutende Nikotin führt zu einer Ausschüttung von Dopamin, das ein angenehmes »Belohnungsgefühl« auslöst. Jetzt, da Sie nicht mehr rauchen, ist die Frage, auf welche andere Art und Weise Sie Ihr Belohnungszentrum aktivieren können. Eine Antwort lautet: mit Musik!

»Musik bewirkt prinzipiell das Gleiche wie andere biologisch außerordentlich wichtige Reize. Sie stimuliert das körpereigene Belohnungssystem, das auch durch Sex oder Rauschdrogen stimuliert wird ...« (Spitzer, 2002). Als weiteren Aktivierer des Belohnungssystems nennt der renommierte Arzt, Psychologe und Hirnforscher Manfred Spitzer Schokolade, aber auch ein netter Blick beziehungsweise ein nettes Wort können schon genügen. Er zitiert eine

Untersuchung, derzufolge das Lesen einer Reihe positiver Wörter eine Aktivierung des Belohnungszentrums zur Folge hatte. Die Schlussfolgerung aus diesen Erkenntnissen ist leicht gezogen: Wenn Sie wieder einmal das Bedürfnis haben, den Kick im Belohnungszentrum zu spüren, brauchen Sie nicht zur Zigarette zu greifen! Ihr Lieblingsmusikstück oder ein nettes Gespräch tun es ebenso. Und wenn Sie gerade nichts sehen oder hören wollen, dann kann ein Stückchen Schokolade helfen.

Ein Grund für den hohen Stellenwert der Belohnung liegt im menschlichen Lernverhalten begründet. Wir alle richten unser Verhalten darauf aus, unangenehme Konsequenzen zu vermeiden und Angenehmes zu erreichen. Dabei sind wir durchaus in der Lage, eine Zeit lang Unerfreuliches zu erdulden, um ein langfristiges verlockendes Ziel zu erstreben. Beispiele hierfür sind das Lernen auf eine wichtige Prüfung, eine Mandeloperation mit der Aussicht auf Besserung der Beschwerden, das jahrelange Sparen, um sich eine Traumreise oder ein tolles Auto leisten zu können. Bei all diesen Dingen wirkt es sicherlich bestärkend, sich die positiven langfristigen Folgen vor Augen zu halten.

Bei der Tabakentwöhnung hilft der Blick auf die positiven Endergebnisse ebenfalls. In meinen Kursen konnte ich feststellen, dass sich Kursteilnehmer, die sich darauf konzentrierten, was nach dem Rauchstopp alles besser wurde, leichter taten. Nehmen Sie sich ruhig einmal Zeit, darüber nachzudenken, was schon besser geworden ist, seitdem Sie die letzte Zigarette ausgedrückt haben. Gehen Sie dabei in Gedanken verschiedene Themen durch: Zeit, Geld, Gesundheit und Fitness, Wohnung, soziales Miteinander, Arbeit, Freizeit, Gerüche, Geschmack usw. Wenn Ihnen spontan nichts einfällt, dann beobachten Sie sich in den nächsten Tagen genauer: Was ist nun besser?

Auch die Pro-rauchfrei-Argumente durchzulesen (Kapitel »Die Abwahl der Zigarette: Die Entscheidung für die Rauchfreiheit«) und sich die eigenen Hauptargumente zu verdeutlichen hilft Ihnen, den Blick auf die positiven (langfristigen) Konsequenzen zu richten.

Es ist zudem sicherlich förderlich, sich für die Bewältigung einzelner Etappen zu belohnen. Stellen Sie sich den Prüfling vor, der sich auf ein Examen in drei Monaten vorbereitet. Wenn er sich vornimmt, jeden Tag acht Stunden zu lernen – und sonst nichts –, wird es ihm trotz der Vorstellung eines guten Prüfungsausgangs schwerfallen, sein Vorhaben umzusetzen. Wenn er aber den Prüfungsstoff in einzelne Portionen aufteilt und sich für die Bewältigung dieser Teilmengen Belohnungen wie zum Beispiel einen Kinobesuch oder einen lernfreien Tag zugesteht, wird ihm die Arbeit aller Wahrscheinlichkeit nach leichter fallen. Obwohl am Ende beide Lernmethoden dazu führen können, dass der Prüfling das Examen besteht, so hat er doch, wenn er die zweite Methode anwendet, ohne Zweifel eine angenehmere Vorbereitungszeit.

Der Erfolg Ihrer Tabakentwöhnung hängt ebenfalls nicht unbedingt von Belohnungen ab, aber Sie können mit Belohnungen Ihren Erfolg unterstützen und sich gleichzeitig die ersten eventuell unangenehmen Tage und Wochen »versüßen«. Und Sie haben sich eine Belohnung verdient. Sie haben bis hierher schon sehr viel erreicht. Sie haben den Suchtkreislauf durchbrochen, den Rauchstopp vollzogen und die ersten Tage und Wochen ohne Zigarette gemeistert. Wenn das nicht eine Belohnung wert ist!

Viele meiner Kursteilnehmer belohnen sich ganz intuitiv für die Rauchfreiheit, indem sie zum Beispiel eine lang ersehnte Reise planen, die durch das eingesparte »Zigarettengeld« finanziert werden soll. Bei einem Kurs überraschte mich ein Teilnehmer damit, dass er sich seine Belohnung sogar schon vor dem Rauchstopp gekauft hatte. Es war ein Motorrad, mit dem er auch immer zum Kursabend erschien.

Zunächst fand ich es seltsam, sich für etwas zu belohnen, was man noch gar nicht geleistet hat. Aber der Erfolg gab dem Teilnehmer recht.

Und bei näherem Licht betrachtet, scheint es auch nicht ganz so hilfreich zu sein, das Fernziel Nichtrauchen mit einer noch ferneren Belohnung zu verstärken. Wie viel besser ist es da, die Belohnung griffbereit zu haben und sich beim Drang nach einer Zigarette mit eben der Belohnung zu beschäftigen. Es sollte aber etwas Außergewöhnliches sein, was Sie speziell als Belohnung für den Rauchstopp angeschafft haben.

Nicht nur große Belohnungen sind hilfreich, außerordentlich unterstützend wirken gerade auch die kleinen und im Alltag schnell umsetzbaren. Überlegen Sie, welche Handlungen und Dinge Ihnen guttun und mit welchen inneren Sätzen Sie sich loben können. Wenden Sie Ihre Belohnungen in den Situationen an, in denen Sie früher eine geraucht haben, zum Beispiel nach einer anstrengenden Arbeit oder einem unangenehmen Telefonat oder wenn Sie eine Pause machen wollten. Setzen Sie sich zusätzlich Belohnungszeitpunkte: seit einem Tag rauchfrei, drei Tage abstinent, eine Woche usw.
Überlegen Sie nun, welche Belohnungen für Sie infrage kommen.

Meine Belohnungen:

Unerwünschte Konsequenzen: Wie viele Kilos werde ich zunehmen?

Auch für dieses Kapitel habe ich mich selbstverständlich zunächst auf Literatursuche begeben, um meine als Trainerin gesammelten und geschulten Erkenntnisse mit den Erfahrungen anderer abzugleichen. Mich überraschte sehr, wie viel zu diesem Thema publiziert wurde. Eine unüberschaubare Menge an Studien spiegelt seine Wichtigkeit wider. Und beim Lesen standen mir die Haare zu Berge, denn so ernst war mir die Sache in den Kursen und nach meiner eigenen Erfahrung gar nicht vorgekommen. Auch wenn ich Ihnen im Folgenden ganz ehrlich die Ergebnisse meiner Recherche präsentiere, muss ich doch vorwegschicken, dass in meinen Kursen inklusive Nachtreffen nur wenige Kursteilnehmer über Gewichtsprobleme nach dem Rauchstopp klagten und dass etwaige Gewichtszunahmen in den allermeisten Fällen für mich nicht sichtbar ausfielen.

Dennoch: Zwischen »Aufhören zu rauchen« und »Gewichtszunahme« besteht für viele ein enger Zusammenhang. Einige äußern, dass es geradezu unabwendbar sei, nach dem Rauchstopp einige Kilos zuzulegen. Über das Ausmaß herrscht auch in meinen Kursen Uneinigkeit, aber es werden schon mal Gewichtszunahmen von zehn bis fünfzehn Kilogramm erwartet. Kein Wunder, dass viele Raucher das Thema Tabakentwöhnung wegen befürchteter Horrorerlebnisse auf der Waage fallen lassen und mit »Rücksicht« auf die Figur lieber weiter rauchen. Auf wie viele Kilos müssen Sie sich, realistisch betrachtet, wirklich einstellen? Und ist es möglich, dass Sie vielleicht gar nicht an Gewicht zulegen?

Wissenschaftlich belegte Antworten gibt ein Artikel von Aubin, Farley, Lycett et al. (2012). Sie werteten 62 Studien aus, in denen Raucher ohne Behandlung das Rauchen aufgaben und zwölf Monate abstinent waren. In dieser Zeit nahmen die Befragten im Durchschnitt vier bis fünf Kilogramm zu, das meiste davon in den ersten drei Monaten nach dem Rauchstopp. Allerdings berichten die Autoren, dass die Spannbreite der Veränderungen sehr groß war. Während dreizehn Prozent der Ex-Raucher mehr als zehn Kilogramm zunahmen, nahmen sechzehn Prozent nach dem Rauchstopp sogar ab.

Eine andere länger angelegte Studie (Lycett, Munafo, Johnstone et al., 2010) gibt Hinweise darauf, dass vor allem Personen mit einem sehr hohem Body Mass Index[6] (über 29) mit einer starken Gewichts-

---

6 BMI (Body Mass Index) ist ein Wert zur Beurteilung des Körpergewichts. Er berechnet sich, indem das Körpergewicht (in Kilogramm) durch das Quadrat der Körpergröße (in Meter) geteilt wird. Die Weltgesundheitsorganisation stuft Erwachse-

zunahme nach dem Rauchstopp zu kämpfen haben, also diejenigen, die eh schon unter diesem Problem leiden. Die Anzahl der zuvor konsumierten Zigaretten scheint ebenfalls einen Einfluss zu haben. Wer mehr als fünfzehn Zigaretten täglich rauchte, hat nach dem Rauchstopp eher mit zusätzlichen Pfunden zu kämpfen (Williamson, Madans, Anda et al., 1991). Davon abgesehen nehmen sowohl Raucher wie Nichtraucher mit den Jahren zu, denn Menschen werden im Alter tendenziell dicker.

Ein wenig positiver sehen die Daten aus einer groß angelegten europäischen Studie aus: Im Vergleich zu Rauchern nahmen Ex-Raucher im Durchschnitt pro Jahr zirka ein halbes Kilo mehr zu (Travier, Agudo, May et al., 2012). Gut zu wissen: Unter den deutschen Teilnehmern war die Gewichtszunahme geringer als im Studien-Mittel. Doch letztlich zeigte auch diese Studie, dass das Gewicht in der Regel nach dem Rauchstopp steigt.

Also besteht tatsächlich ein Risiko, dass Sie ohne Zigaretten zunehmen werden? Ja – unter Umständen. Verantwortlich dafür sind zwei Gründe:

Erstens essen Ex-Raucher mehr – vor allem mehr süße, kohlenhydratreiche Kost (Pistelli, Aquilini & Carrozzi, 2009). Die vermehrte Kalorienaufnahme ist der Hauptgrund für eine Gewichtszunahme. Die

---

ne mit einem BMI über 25 als übergewichtig und solche mit einem BMI über 30 als stark übergewichtig beziehungsweise adipös ein.

meisten Ex-Raucher greifen zu Essbarem, um eine mit der Zigarette vergleichbar schnelle und unkompliziert umsetzbare Befriedigung zu erlangen. Außerdem sind beim Essen (wie beim Rauchen) Hand und Mund in ähnlicher Weise beschäftigt. Mehr noch: Ex-Raucher berichten von einem regelrechten Nikotinhunger. Das heißt, eine Verlangensattacke fühlt sich ähnlich an wie eine Hungerattacke. Wahrscheinlich hängt das auch damit zusammen, dass die appetitzügelnde Wirkung der Zigarette wegfällt. Wer sich jahrelang daran gewöhnt hat, einen Appetitzügler einzunehmen (das Nikotin), dem fällt nach Absetzen desselben der Appetit eben besonders auf.

Zweitens verbrauchen Raucher mehr Energie. Nikotin stimuliert den Körper: Hautwiderstand, Blutdruck und Herzschlag werden erhöht. Die physiologischen Reaktionen auf die Einnahme der Droge Nikotin sind eine Arbeitsleistung des Körpers, die sich in Kilokalorien ausdrücken lässt. Ein Raucher verbraucht allein durch das Rauchen um die 200 bis 250 Kilokalorien pro Tag (Das Rauchfrei-Programm, 2010) – abhängig auch davon, wie viele Zigaretten konsumiert werden.

Was kann Ihnen helfen, eine unerwünschte Gewichtszunahme zu vermeiden beziehungsweise im Rahmen zu halten? Naheliegend ist selbstverständlich, die Kalorienaufnahme zu begrenzen. Versuchen Sie, nicht mehr und nicht anders als vor dem Rauchstopp zu essen. Meiden Sie nach Möglichkeit Lebensmittel, die mit Zuckeraustauschstoffen gesüßt wurden, da diese Substanzen ungemein den Appetit anregen. Ein Nichtrauchertrainer erzählte mir, dass ein befreundeter Bauer seinen Schweinen genau diese Zuckeraustauschstoffe unters Futter mischt, weil sie dann binnen kurzer Zeit Fett ansetzen.

Allerdings halte ich wenig davon, sich zusätzlich zum Abschied von der Zigarette eine Diät aufzuhalsen. (Eine Diät ist eher *vor* dem Rauchstopp sinnvoll, um sich einen Spielraum für die erwartete Gewichtszunahme zu verschaffen.) Erfolgsversprechender ist es, stattdessen Ihren Kalorienverbrauch ein wenig hochzuschrauben. Damit besitzen Sie auch gleich noch eine Methode, um mit den Verlangensattacken umzugehen. Wenn Sie jedes Mal, wenn ein drängender Gedanke nach einer Zigarette auftaucht, einige Treppen steigen, Liegestütze oder Kniebeugen machen, verbrauchen Sie nicht nur Kalorien, sondern lenken sich auch automatisch von Ihrem Verlangen ab – und merken, wie Sie ganz nebenbei immer fitter werden.

Schließlich gibt es Hinweise darauf, dass Nikotinersatzpräparate, Bupropion und Vareniclin zumindest kurzfristig eine drohende Gewichtszunahme verhindern (Farley, Hajek, Lycwett & Aveyard, 2012).

Es ist eine Binsenweisheit, dass Raucher ihrem Körper weniger Achtsamkeit entgegenbringen als Nichtraucher. Hätten Sie in der Vergangenheit genau beobachtet, wie Ihre Lunge auf den Zug an der Zigarette reagiert, hätten Sie dann so lange weitergeraucht? Wohl kaum. Schenken Sie Ihrem Körper mehr Aufmerksamkeit, denn Achtsamkeit kann Ihnen nicht nur beim Rauchstopp helfen, sondern auch dazu führen, dass Sie Ihr Gewicht ohne Diät kontrollieren können.

Viele meiner Kursteilnehmer berichten, dass die Lust auf die Zigarette sich wie Hunger anfühlt. Hunger ohne knurrenden Magen, sprich Appetit: Nikotinappetit. Die naheliegendste Reaktion, nämlich etwas zu essen, ist in diesen Fällen nicht die beste, denn sie stillt den Nikotinhunger nur kurzfristig.
Bevor Sie etwas in den Mund stecken, weil Sie Appetit auf eine Zigarette haben, sollten Sie sich fragen, was Ihrem momentanen Bedürfnis besser entgegenkommt. Warum denken Sie jetzt gerade an eine Zigarette: Brauchen Sie eine Pause, brauchen Sie Unterstützung, möchten Sie sich belohnen, fühlen Sie sich gelangweilt und brauchen Anregung, sind Sie traurig oder fühlen sich einsam? In all diesen

Fällen gibt es bessere Alternativen als essen. Gönnen Sie sich stattdessen etwas, was Ihnen in dem jeweiligen Moment besser hilft, zum Beispiel ein Gespräch mit Freunden, ein Spaziergang, eine Pause.
Und wenn es doch auf essen hinausläuft, dann versuchen Sie, sich dafür mehr als eine Zigarettenlänge Zeit zu lassen. Lassen Sie ein Stückchen Schokolade auf der Zunge zergehen, anstatt die ganze Tafel am Stück aufzuessen; setzen Sie sich zum Essen hin und kauen Sie langsam und mit Genuss.

Wenn mal nicht alles nach Plan läuft

Natürlich wünsche ich Ihnen, dass Sie nach dem Rauchstopp rauchfrei bleiben und dass Sie baldmöglichst die Rauchfreiheit ohne störende Verlangensattacken genießen können. Tatsächlich schaffen viele Ex-Raucher den Abschied von der Zigarette ohne »Rauch-Zwischenfälle«. Und das ist gut so. Denn jede Rückkehr zur alten Gewohnheit – und sei es für nur *eine* Zigarette – kann zum Problem werden. Gleichwohl ist es unrealistisch anzunehmen, dass alle Ex-Raucher ohne Unterbrechung abstinent bleiben.

Also: Was würde passieren, wenn Sie wieder eine Zigarette rauchen? Ich persönlich finde die Vorstellung, auch nur eine einzige zu rauchen, beängstigend, weil ich befürchte, dass schon diese eine mein Suchtgedächtnis »wachküssen« und mich wieder in eine Abhängigkeit bringen könnte – und das, obwohl ich froh bin, mich von dieser Sucht befreit zu haben. Andererseits weiß ich als Tabakentwöhnungstrainerin aus Erfahrung, dass eine »Ausrutscher-Zigarette« zwar sehr unschön ist und tatsächlich die Gefahr birgt, rückfällig zu werden, aber: nicht zwangsläufig. Es ist durchaus möglich – und gar nicht mal so selten –, dass Ausrutscher-Zigaretten auf dem Weg zum Nichtraucher passieren und dennoch am Ende alles gut wird.

Wie können Sie einen Rückfall verhindern?

Zunächst beginnt jeder Rückfall mit einer Ausrutscher-Zigarette. Am besten ist es sicher, wenn Sie diese erst gar nicht rauchen. Wenn der Ausrutscher aber geschehen ist, sollten Sie allerspätestens jetzt die Reißleine ziehen, um zu vermeiden, dass dieser einen Zigarette wieder eine Busladung voll weiterer folgt.

In meinen Kursen berichten immer wieder Teilnehmer kurz beziehungsweise wenige Tage nach dem Rauchstopp von solchen Ausrutschern. Meist handelt es sich um verspätete Abschiedszigaretten, die von den Teilnehmern auch als solche betrachtet werden. Aber es gibt auch die Ausrutscher-Zigaretten, die in Versuchungs- und Krisensituationen geraucht werden. Die Betroffenen haben zunächst das Gefühl, sie könnten nicht anders, als jetzt eine zu rauchen, und ärgern sich hinterher sehr über sich selbst. Selbstanklagen und Vorwürfe über ihr schwaches und dummes Verhalten sind nicht selten. Und auch der Gedanke, nun sei ja eh alles egal, man könne das Ziel der Rauchfreiheit jetzt nicht mehr erreichen, taucht mitunter auf.

Was nun hilft, lässt sich mit dem »Gelassenheitsgebet« gut umschreiben: Gott gebe mir die Gelassenheit, Dinge hinzunehmen, die ich nicht ändern kann, den Mut, Dinge zu ändern, die ich ändern kann, und die Weisheit, das eine vom anderen zu unterscheiden.

Wenn der Ausrutscher passiert ist, hilft es Ihnen nichts, sich Vorwürfe zu machen. Werden Sie stattdessen aktiv: Vernichten Sie zuerst alle eventuell neu erstandenen Zigarettenvorräte! Halten Sie sich vor Augen, dass Sie Ihre rauchfreie Zeit bis hierher erfolgreich gemeistert haben und dass Sie nun einfach weiter abstinent bleiben können! Und nutzen Sie den Ausrutscher, um den nächsten zu vermeiden.

Wer einen Fehler gemacht hat und ihn nicht korrigiert, begeht einen zweiten.
Konfuzius

Es ist ein großer Vorteil im Leben, die Fehler, aus denen man lernen kann, möglichst früh zu begehen.
Winston Churchill

Wenn Sie es schaffen, nach dem Ausrutscher Nichtraucher zu bleiben, haben Sie einen großen Vorteil: Sie wissen, wann es bei Ihnen gefährlich wird. Analysieren Sie die Verlangenssituation genau, um zu erfahren, was Sie in Gefahr bringt. Entwickeln Sie einen Plan, wie Sie die Situation beim nächsten Mal entschärfen können. Dann können Sie dieser Verlangenssituation gelassener entgegensehen.

Einer meiner Kursteilnehmer, Herr K., hatte den Sprung in die Rauchfreiheit schnell geschafft. In der

Arbeit und zu Hause fiel es ihm sehr leicht, keine zu rauchen. Nur: Einmal in der Woche besuchte er ein Meeting in einer anderen Stadt, das ihn so sehr stresste, dass es Woche für Woche (!) zu einer Ausrutscher-Zigarette kam.

Herr K. berichtete von diesen Ausrutschern als unausweichlichen Ereignissen, denen er sich ausgeliefert fühlte. Er betrachtete sie als unüberbrückbare Hindernisse auf dem Weg in die Rauchfreiheit. Ich machte ihn darauf aufmerksam, dass er die meiste Zeit gut ohne Zigaretten auskäme und dass es unter all den schon abstinent durchlebten Situationen lediglich eine einzige sei, die ihm Schwierigkeiten bereite. Dies sei eine gute Ausgangsbasis. Er müsse sich ja nur noch auf diese eine Situation konzentrieren und sich fragen, was daran zum Ausrutscher führe und wie er diese Auslöser umgehen könne oder welche alternativen Handlungen ihm helfen würden. Eine kurze Analyse reichte, um die Meetings zu entschärfen, und in der nächsten Woche absolvierte Herr K. seine Dienstreise ohne Zigarette.

In anderen Fällen lohnt es sich, frühere Kapitel dieses Buches erneut durchzulesen: Wissen Sie noch, warum genau Sie Nichtraucher werden wollten (Kapitel »Die Abwahl der Zigarette: Die Entscheidung für die Rauchfreiheit«), in welchen Situationen Sie das Rauchen besonders störte (Kapitel »Das Rauchen entzaubern: Beobachten Sie sich selbst«)?

Oder vielleicht spuken Ihnen immer noch hinderliche Raucher-Illusionen im Kopf herum (Kapitel »Gedankenfallen erkennen«)? Es ist sicherlich einfacher, beizeiten einzelne Kapitel aufzufrischen und so die Motivation auf dem Weg zum Nichtraucher hochzuhalten, als nach einem Rückfall den gesamten Prozess noch einmal zu durchlaufen, wie es Frau M. tat, bei der sich schon über längere Zeit ein Rückfall angekündigt hatte. Ihr im gemeinsamen Haushalt lebender Sohn rauchte, während sie einen Nichtraucherkurs besuchte, diesen erfolgreich absolvierte und, von allen Familienmitgliedern beglückwünscht, fortan nichtrauchend in der Wohnung lebte. Hin und wieder litt Frau M. unter Verlangensattacken, blieb aber standhaft. Dennoch begann sie zu registrieren, wo ihr Sohn seine Zigaretten hortete. Und eines Tages, als sie allein zu Hause war, wurde sie rückfällig. Das war ihr dermaßen peinlich, dass Sie heimlich weiterrauchte. Diese Zeit empfand Frau M. als sehr demütigend. Sie kam dann in einen meiner Kurse und hörte ebenso »heimlich« erneut auf zu rauchen. Ein Trost blieb ihr: Sie profitierte beim zweiten Nichtraucherkurs von ihren Erfahrungen beim ersten Rauchstopp und es fiel ihr leichter, ihr Ziel zu erreichen.

Kürzlich sprach ich mit einer Freundin über das Thema »heimliche Zigaretten«, und sie erinnerte mich an die diebische Freude, die Kinder empfinden, wenn sie heimlich aus der Keksdose naschen. Kindisch, denken Sie? So etwas macht ein Erwachsener nicht? Vielleicht nicht, aber auch Erwachsene genießen kleine »Grenzüberschreitungen«. Etwas tun, was eigentlich nicht erlaubt ist, verursacht auch bei vielen Erwachsenen einen angenehmen Kitzel, löst ein Gefühl von Freiheit und Rebellion aus. Ich kenne Erwachsene, die aus diesem Impuls heraus ab und zu schwarzfahren, oder solche, die Äpfel aus Nachbars Garten stibitzen, und welche, die bei einer heimlichen Zigarette dieselbe diebische Freude entwickeln. Bevor Sie in diese Falle tappen: Die Zigarette war nur etwas Verbotenes, als Sie noch ein Jugendlicher waren. Für Sie als Erwachsenen ist eine Zigarette zu rauchen genauso verboten, wie eine Brezel zu essen, also gar nicht. Fest steht, dass Sie, wenn es Sie reizt, diebische Freude zu empfinden, lieber etwas anderes tun sollten. Ihnen wird bestimmt etwas einfallen. Es muss ja nicht gleich etwas Strafbares sein.

Rauchen oder Nichtrauchen – eine Imagefrage?

Nun sind Sie Nichtraucher! Und wenn Sie sich fühlen wie vor dem Rauchstopp, nur ohne Zigarette, dann können Sie dieses Kapitel getrost überblättern. Wenn Sie aber spüren, dass Ihnen ein Stück fehlt, dem Sie nachtrauern, oder wenn Sie denken, dass Sie im Kern eigentlich noch ein Raucher sind – »gesellig, kreativ und risikofreudig« –, dann lesen Sie bitte weiter.[7]

Viele Raucher denken bei der Zigarette nicht an ein ungesundes, unangenehm riechendes gefülltes Papierröllchen, sie verbinden vielmehr eine Reihe positiver Attribute mit dem Rauchen. Auch einigt Raucher untereinander häufig ein unbestimmtes Wir-Gefühl; so behaupten Raucher gern, sie seien geselliger, kommunikativer, lustiger etc. Dieses Wir-Gefühl macht ja einen Teil des Reizes aus, denn Rauchern fällt es mit der Zigarette in der Hand leichter, miteinander in Kontakt zu treten. (Ich will hier nichts zur Qualität des Kontakts sagen, wenn man den anderen um Feuer bittet, aber Nichtrau-

7 In diesem Kapitel geht es um Nichtraucher- und Raucherimages, die wir unausgesprochen hegen. Das hat viel mit Raucherillusionen zu tun, die die psychische Abhängigkeit von der Zigarette verstärken (vgl. Kapitel »Gedankenfallen erkennen«).

cher haben zumindest diesen Kontaktanlass nicht.) Nicht zuletzt transportieren Werbebotschaften, die wir alle über die Jahre verinnerlicht haben, das Bild des freiheitsliebenden, unkonventionellen und attraktiven Rauchers. Stimmt ja alles nicht, sagen Sie. Und Sie haben recht. Allerdings schützt Sie diese Erkenntnis nur bedingt davor, ihren Statusverlust nach dem Rauchstopp zu beklagen, wenn Sie mehr oder weniger unbewusst das Rauchen mit solchen positiven Eigenschaften belegt haben.

In meinen Kursen gibt es Teilnehmer, die sich von diesem Thema nicht angesprochen fühlen. Es finden sich aber auch viele, die beim Nachdenken darüber auf eine Reihe positiver Adjektive stoßen, die sie mit dem Rauchen verbinden. Und auf der Gegenseite haben sie einige Urteile im Kopf, wie Nichtraucher so sind. Dabei schneiden diese häufig nicht so sympathisch ab. Der Gesundheitsapostel Nichtraucher zeichnet sich neben seinem ungeselligen Wesen durch pedantisches, rechthaberisches Verhalten aus. Er ist nicht so kreativ, viel angepasster usw.

Und nun fragen Sie sich, wer will schon sein wie dieser Spießer? Ist das ein Grund, wieder mit dem Rauchen anzufangen? Nein! Selbstverständlich nicht. Aber Sie sollten etwaige Gedanken zum Anlass nehmen, mit den Vorurteilen in Ihrem Kopf aufzuräumen, die unter anderem durch das besondere Verhältnis zwischen Aktiv- und Passivrauchern beeinflusst sind.

Dabei ist auch die Frage, wie Sie gern sein möchten beziehungsweise gesehen werden wollen.

Eine Kursteilnehmerin wollte nicht angepasst erscheinen. Ihr fehlte mit der Zigarette ein gut sichtbares Zeichen ihres Rebellentums. Während der Arbeit benutzte sie nach dem Rauchstopp kleine Lutscher und meinte spaßhaft: »Später erinnert sich dann vielleicht einer an mich als die, die immer den Lutscher im Mund hatte.« Daraufhin entspann sich in der Gruppe eine Debatte darüber, wie rebellisch es ist, eine Zigarette zu rauchen. Dies sei, genau betrachtet, eine recht passive, abhängige Verhaltensweise, also geradezu das Gegenteil von Rebellion, die ja auf jeden Fall aktiv und auf ein Ziel hin gerichtet ist. Ginge es um Rebellion, müsste zunächst das Ziel der Veränderung geklärt werden, dann könne man loslegen und versuchen, etwas zu verändern und zu bewegen.

Ex-Raucher müssen natürlich nicht zu Rebellen werden. Doch es lohnt sich, dass Sie sich fragen, welches Image Sie mit dem Rauchen und welches Sie mit dem Nichtrauchen verbinden. Ist der Verlust beim Wechsel zur Rauchfreiheit deutlich, ist es an der Zeit, bestehende Vorurteile zu hinterfragen und den eigenen Status auf andere Art und Weise zu erhalten. Ich bin mir sicher, dass Sie etwas Besseres finden als die Zigarette.

Nichtraucher bleiben

Jetzt sind Sie bereits seit ein?, zwei?, drei? Wochen rauchfrei. »Na ja«, denken Sie, was heißt das schon? Wer weiß, was in einigen Monaten ist. Nichtrauchen ist schließlich keine Kurz-, sondern eine Langstrecke. Und Sie kennen ja einen, der war ein Jahr (oder wie lange auch immer) rauchfrei und hat dann wieder mit dem Rauchen begonnen – aus heiterem Himmel, ohne Vorankündigung. Er konnte nichts dagegen tun. Und was, wenn es Ihnen in einem Jahr – oder einem Monat oder mehreren Wochen – genauso geht?

Zunächst einmal: Ja, das kann passieren. Ich selbst hatte nach meinem ersten Rauchstopp während des Studiums einen solchen Rückfall. Ich bildete mir ein, dass das Rauchen von Beedies (kleine zigarettenähnliche indische Tabakware) auf einer Reise durch Indien okay sei (Wie blöd kann man eigentlich sein?), und war, ehe ich mich versah, wieder beim alten Konsummuster angelangt.

Die wichtige Erkenntnis aus diesem Beispiel lautet:

Wer einmal abhängiger Raucher war, kann niemals wieder auch nur eine einzige Zigarette rauchen, ohne Gefahr zu laufen, wieder in der Abhängigkeitsfalle zu landen.

Diesen Satz können Sie ruhig in Stein meißeln. Es gibt keine einzelne gute Zigarette, keine einzelne gute Pfeife, keine einzelne gute Zigarre. Dieser Satz ist der beste Schutz vor einem Rückfall.

Falls Ihnen das als Sicherheit nicht ausreicht und Sie wissen möchten, was Sie noch tun können, um die Gefahr eines Rückfalls zu minimieren, dann ist die Unterscheidung zwischen »Übermut-« und »Krisen-Rückfall« hilfreich.

Der »Übermut-Rückfall« beruht auf der Nichtbeachtung des »Keine-Zigarette-Grundsatzes«. Er droht, wenn Ihnen Gedanken durch den Kopf gehen wie

- »Jetzt bin ich schon so lange rauchfrei, da kann ich bestimmt mal eine rauchen.«
- »Ich möchte wissen, ob ich stark genug bin, um mal ab und zu eine zu rauchen.«
- »Jetzt bin ich es langsam müde, mich so anzustrengen, damit ich Nichtraucher bleibe.«

Es handelt sich kurz gesagt um alle Gedanken, die zum Ausdruck bringen, dass Sie gern ausprobieren würden, ob Sie nicht doch einmal eine Zigarette ungestraft rauchen können, oder die verraten, dass Ihnen die Abstinenz zu anstrengend wird. Wenn Ihnen solche Ideen im Kopf herumspuken, dann denken Sie an den Satz in Stein:

> Wer einmal abhängiger Raucher war, kann niemals wieder auch nur eine einzige Zigarette rauchen, ohne Gefahr zu laufen, wieder in der Abhängigkeitsfalle zu landen.

Einer meiner Kursteilnehmer berichtete von einem solchen »Übermut-Rückfall«: Er hatte über ein Jahr nicht geraucht. Während dieser Zeit durchlitt er eine persönliche Krise. Nachdem er seine Probleme gelöst hatte, verbrachte er einen Strandurlaub und dachte sich, er könne nun, da es ihm wieder gut ging, nur zum Genuss eine Zigarette rauchen. Es dauerte nur wenige Wochen, bis er in sein altes Konsummuster zurückgefallen war.

Warum können Ex-Raucher nach einer Phase der Abstinenz nicht nur ab und zu einmal eine rauchen? Jeder von uns kennt doch Menschen, die das schaffen, die nicht rauchen *müssen.* Ich selbst habe eine Tante, die lediglich bei festlichen Gelegenheiten, etwa an Silvester oder zu einem Geburtstag, zum Spaß eine mitraucht. Dann ist sie wieder für viele Monate rauchfrei. Sie wird einfach nicht abhängig. Bei meiner Nachbarin I. ist das genauso. Sicherlich kennen Sie auch jemanden, der sich nur hin und wieder und nur zum Vergnügen eine anzündet. Solche Menschen lassen den abhängigen Raucher vor Neid erblassen. Und sie befeuern den Gedanken: »Vielleicht könnte ich das ja auch eines Tages?« Vergessen Sie es! Meine Tante und Nachbarin I. gehören zu einer anderen Sorte Mensch. Sie können nicht abhängig werden. Früher ging man davon aus, dass meiner Tante und anderen Menschen, die nur ab und zu zur Zigarette greifen, das entsprechende Enzym fehle. Ähnliches hat man für die Droge Alkohol festgestellt. Nun zeigt es sich, dass es eine genetische Veranlagung in den Nikotinrezeptoren gibt, die beeinflusst, ob jemand von der Droge Tabak abhängig wird oder nicht (Liu, Tozzi, Waterworth et al., 2010).

Aber gleichgültig, wo genau sich die genetische Veranlagung niederschlägt: Es ist klar, dass Sie und ich anders auf Nikotin reagieren als meine Tante. Sie sind abhängiger Raucher gewesen und haben als solcher einen Vorrat an »Zigaretten-Gedächtniszellen« angelegt, die dafür sorgen, dass Sie beim Griff zur Zigarette besonders schnell wieder in die Abhängigkeitsfalle tappen.

Seien Sie also streng zu sich und bleiben Sie bei der Rauchfreiheit.

Die zweite Art von Rückfällen wird durch externe Auslöser verursacht. Der »Krisen-Rückfall« tritt in den ersten Tagen nach dem Rauchstopp häufiger in Erscheinung. Bei dem einen ist eine Prüfung, bei dem anderen ein unangenehmes Gespräch, eine Autopanne oder eine andere Stresssituation der Grund dafür, sich wieder eine anzustecken. Häufig schaffen es die Betroffenen trotz Ausrutscher, den Zigaretten Lebewohl zu sagen.

Nicht jeder Rückfall ist zweifelsfrei einer der zwei Arten zuzuordnen. Manch einer trägt sich schon länger mit Übermut-Gedanken und gerät dann in einer Stresssituation in Versuchung. Wenn beide Rückfallarten solcherart zusammenkommen, ist die Rückfallgefahr sicherlich am größten.

Es versteht sich von selbst, dass der Rauchstopp eher von Erfolg gekrönt ist, wenn Ex-Raucher in der ersten rauchfreien Zeit wenig Stress erleben. Sicher ist aber auch, dass nicht jeder Ärger vermieden werden kann und dass Stresssituationen, die ohne Zigaretten überstanden werden, ein gutes Gefühl der Sicherheit, der Zuversicht und des Vertrauens in die eigene Kraft geben können. Je länger die Rauchfreiheit währt, umso katastrophaler müssen die Auslösesituationen werden, um den Entschluss des Ex-Rauchers ins Wanken zu bringen.

Wenn mehrere Monate vergangen sind, können nur noch wenige, wirklich schlimme Ereignisse, zum Beispiel eine schwere Krankheit eines nahestehenden Menschen, einen Krisen-Rückfall auslösen. Viele meiner Kursteilnehmer fürchten solche Krisensituationen und können sich nicht vorstellen, sie ohne Zigaretten durchzustehen. Aber auch wenn Sie das jetzt nur schwer glauben können: Mit genügend Abstand betrachtet, werden Sie in der Zigarette das erkennen, was sie ist: eine Schwächung. Aus eigener Erfahrung weiß ich, dass die Kraft zur Bewältigung von Krisensituationen deutlich größer ist ohne die Energiebremse »Rauchen«.

Doch noch ist der Abstand zur Zigarette nicht riesengroß, und Sie fragen sich, was Sie außerdem tun können, um es nicht zu einem Rückfall kommen zu lassen? Wichtig ist, dass Sie sich immer daran erinnern, dass Sie nun Nichtraucher sind. Bleiben Sie aufmerksam. Dazu brauchen Sie nicht viel Anstrengung. Es reicht, wenn Sie ein klein wenig Energie für das Thema beibehalten. Zum Vergleich: Ein Fahranfänger braucht hinterm Steuer all seine Konzentration. Mit der Zeit kann er dann mit geringerer Aufmerksamkeit für den Verkehr sich unterhalten oder Radio hörend unfallfrei fahren.

Mit dieser Art Grundaufmerksamkeit wird Ihnen auch nicht entgehen, wenn erste Hinweise auf einen drohenden Rückfall auftauchen. Denn gleichgültig, um welches Rückfallmuster es sich handelt – der innere Schweinehund, der es mal wieder wissen will, oder eine Stresssituation: Rückfälle kündigen sich an, sodass Sie ihnen nicht aus heiterem Himmel ausgeliefert sind. Aus diesem Grund lohnt es sich, dass Sie Ihrem eigenen inneren Dialog lauschen. Wenn Sie Gedanken »hören«, die eine Rückfallmöglichkeit ankündigen, etwa im Stil von: »In der Situation xy wird es mir sehr schwer fallen« oder »Dann weiß ich wahrscheinlich nicht mehr, was ich tue«, das sind Alarmsignale, die es zu beachten gilt. Sie können sich dann auf die jeweilige Situation speziell vorbereiten. Zum Beispiel sagte mir eine Kursteilnehmerin, dass die Projektabnahme in ihrem Job besonders schwierig werden würde. Deshalb war es notwendig, sich besonders für diese Situation zu wappnen. Was könnte sie während der Wartezeit unmittelbar vor der Projektabnahme tun? Wäre Nikotinersatz oder eine Entspannungsübung hilfreich? Und wie sieht es im Anschluss an die Präsentation aus? Wen könnte sie anrufen? Solcherart gebrieft, überstand die Kursteilnehmerin ihre »Angstsituation« recht entspannt. Häufig habe ich den Eindruck, dass es fast schon ausreicht, Situationen als gefährlich zu kennzeichnen, um damit die Vorsicht zu erhöhen. In der Folge kommt es dann gar nicht erst zum Ausrutscher.

Andere Kursteilnehmer befürchten, bei gemeinsamen Ausflügen und Reisen mit Rauchern rückfällig zu werden. Hier steht meiner Meinung nach ein offenes Gespräch an erster Stelle: Was wünschen Sie sich von Ihren Mitreisenden, um das Risiko für einen Rückfall zu minimieren? Am sichersten ist es, wenn diese Ihnen auf gar keinen Fall eine Zigarette abgeben dürfen, selbst wenn Sie sie darum bitten.

Falls Sie die Rückfallgefahr im Vorfeld nicht erkannt haben und sich nun in einer Situation befinden, in der Sie die Zigarettenmarken der Anwesenden studieren und sich fragen, ob jemand »Ihre« alte Marke raucht, ist es auch noch nicht zu spät. Verlassen Sie am besten den Ort der Versuchung und machen Sie sich deutlich: Sie haben lange Zeit als Raucher auf diverse Auslöser immer mit dem Anstecken einer Zigarette reagiert. Das war ein tief eingeschliffenes Verhaltensmuster, das Sie nun ändern wollen. Dazu ist es nützlich, für längere Zeit nach dem Rauchstopp Ihre persönlichen Hilfsmittel und Alternativen dabeizuhaben. Dazu gehören auch Nikotinersatzpräparate, falls Sie sich für diese entschieden haben. Um eine Rückfallgefahr zu verringern, ist es wichtig, dass Sie diese lange genug anwenden. Investieren Sie ruhig sechs bis acht Wochen, in denen Sie den Nikotinersatz nutzen und so umlernen. Lassen Sie die Präparate langsam »ausschleichen« und schauen Sie nicht auf die Kosten. Es nutzt Ihnen nichts, wenn Sie ein paar Euro in der Apotheke sparen und diese dann zum Zigarettenautomaten tragen.

Einen Rückfall zu haben ist vergleichbar damit, hintereinander mindestens fünf rote Ampeln zu überfahren. Die Kunst, einen Rückfall zu vermeiden, besteht darin, die roten Ampeln zu bemerken! Also: Bleiben Sie wachsam, schärfen Sie Ihren Verstand, korrigieren Sie mögliche Raucher-Gedanken und bereiten Sie sich auf besonders schwierige Situationen vor.

Eine letzte Anstrengung: Bleiben Sie achtsam!

Sie sind nun längere Zeit Nichtraucher, und die Mühen der Entwöhnung liegen hinter Ihnen. Immer mehr Vorteile Ihres neuen Lebensstils zeigen sich. Merken Sie schon, dass Sie die Treppen leichtfüßiger hochsteigen? Fühlen Sie sich weniger gestresst? Oder haben Sie schlicht mehr Geld im Portemonnaie? Die wichtigste Regel, um langfristig Nichtraucher zu bleiben, lautet: Freuen Sie sich darüber! Genießen Sie es, dass Sie Ihren Körper achtsam behandeln. Und seien Sie stolz auf das Erreichte.

Selbst wenn Sie ein fröhlicher Nichtraucher sind, wird es in Zukunft passieren, dass einmal der Gedanke an eine Zigarette aufblitzt. Vielleicht werden Sie sogar einen ganzen Satz denken, wie: »Jetzt wäre eine Zigarette schön!« Früher haben Sie sich bei solchen inneren Sätzen einfach eine angesteckt. Aber nun, da Sie nicht mehr rauchen, fragen Sie sich, warum die Zigarette noch in Ihrem Kopf herumspukt. Die Antwort lautet: Das ist ganz normal. Sie haben eben jahrelang gelernt zu rauchen. Ganz vergessen werden Sie das Rauchen nie. Das geht schon allein deshalb nicht, weil es andere Raucher gibt. Interessanterweise sind solche Gedanken nach einiger Zeit aber nicht mehr mit Gefühlen oder Bedürfnissen verbunden. Sie fliegen eher wie Weltraumschrott im All durch unser Gehirn: Überbleibsel einer längst vergangenen Tätigkeit.

Manchmal geschieht es aber, dass so ein Schrottteilchen-Gedanke sogar einen gefestigten Nichtraucher ins Wanken bringt. Dann kann es passieren, dass jemand nach Jahren zufriedener Abstinenz aus lauter Übermut mal wieder eine raucht – allein deshalb, weil eine Assoziation ihn zu einer automatischen Reaktion verleitet hat. Schnell sitzt der Ex-Raucher dann wieder in der alten Nikotinfalle.

Was können Sie tun, um das zu verhindern? Die Lösung ist relativ einfach: Behalten Sie die im vorherigen Kapitel erwähnte Grundaufmerksamkeit für das Thema bei, damit Sie nicht automatisch mit alten Gewohnheiten auf eventuell auftauchende Zigarettengedanken reagieren. Dazu ist es nicht notwendig, dass Sie Ihr Leben ändern. Sie können alles wie gewohnt belassen. Aber Sie sollten sich weiterhin Ihres Status als Nichtraucher bewusst sein. Sie könnten zum Beispiel in Ihren Kalender Einträge notieren, wann Sie drei, sechs und zwölf Monate Nichtraucher sein werden. Sie könnten sich bei den Sportarten, die Sie betreiben, vergegenwärtigen, wie viel leistungsfähiger Sie als Nichtraucher sind. Sie könnten sich unangenehme Abhängigkeitssituationen aufschreiben, die Sie als Raucher hatten und so nicht mehr erleben wollen. Sie könnten anderen helfen, Nichtraucher zu werden.

Und Sie können mit der neuen Energie, die Sie nun als Nichtraucher haben, Dinge in Ihrem Leben ändern, die Sie schon lange nerven.

Ich bin mir sicher, dass Sie mit relativ wenig positiver Aufmerksamkeit auch langfristig Nichtraucher bleiben werden. Und dass Sie kein Schrottteilchen-Gedanke mehr zum Rauchen verleiten kann.

Die eigene Entscheidung und der eigene Weg

Erinnern Sie sich noch an den Beginn Ihres Weges zum Nichtraucher? Sie hatten sich etwas vorgenommen, und gleich am Anfang des Buches mussten Sie lesen, dass es dafür kein Patentrezept gibt. Ein Kursteilnehmer sagte einmal, er fand es sehr enttäuschend, als er das in der ersten Kursstunde hörte. Doch im Nachhinein sei er überzeugt, dass eben dieses Entdecken der eigenen Strategie sein Schlüssel zum Erfolg war. Auch Sie haben Ihren eigenen Weg gefunden, haben sich auf den Rauchstopp Schritt für Schritt vorbereitet, sich mit Fakten, Selbstbeobachtung und der Analyse Ihrer Einstellung motiviert. Sie haben den Rauchstopp vollzogen und für diejenigen Hilfsmittel gesorgt, die Sie für sich als wichtig erachteten. Sie haben darüber nachgedacht, wie Sie in Zukunft Versuchungen widerstehen können, vielleicht auch zwischendurch Strategiewechsel vorgenommen oder sich den einen oder anderen Schlenker auf dem Weg zum Erfolg erlaubt. Wichtig ist, dass Sie es geschafft haben! Das Gute daran, dass Sie Ihre eigene Methode mitentwickelt haben, ist: Sie wissen jetzt selbst am besten, was Sie tun müssen, um rauchfrei zu bleiben. Und so können Sie auch in Zukunft auf Ihre gewonnenen Erkenntnisse vertrauen und sich vor Rückfällen schützen. Sie sind eben nicht durch einen Zaubertrick, dessen Wirkung vielleicht wieder verblasst, von der Zigarette losgekommen. Sie haben diese Leistung selbst erbracht. Darauf können und sollen Sie stolz sein.

Ich bin zudem davon überzeugt, dass Ihr Vorgehen bei der Tabakentwöhnung Ihnen bei anderen Veränderungen im Leben ebenfalls hilfreich sein kann. Zielformulierung, die Wahl der richtigen Hilfsmittel sowie die Analyse von Verhalten und irreführenden Gedanken sind natürlich auch in anderen Problemsituationen äußerst nützlich.

Ich gratuliere Ihnen zu IHREM Erfolg! Und ich freue mich, wenn Ihnen mein Buch dabei geholfen hat!

Literaturverzeichnis

Aubin, H.-J.; Farley, A.; Lycett, D.; Lahmek, P. & Aveyard, P., »Weight gain in smokers after quitting cigarettes: meta-analysis«, in: *British Medical Journal,* Bd. 435 (7868), 1–21, 2010

Batra, A.; Friedrich, H.M. & Lutz, U., »Therapie der Nikotinabhängigkeit. Eine Aufgabe für Psychiatrie und Suchtmedizin«, in: *Der Nervenarzt,* 80, 1022–1029, 2009

Benowitz, N.L., »Pharmacology of Nicotine: Addiction, Smoking-Induced Disease, and Therapeutics«, in: *Annual Review of Pharmacology and Toxicology,* 49:57–71, 2009

Breitling, L.P.; Rothenbacher, D.; Stegmaier, C.; Raum, E. & Brenner, H., »Aufhörversuche und -wille bei älteren Rauchern«, in: *Deutsches Ärzteblatt,* 106 (27), 451–455, 2009

Bundesverband Deutscher Tabakwaren-Großhändler und Automatenaufsteller e.V. (2014) Internetauftritt am 17.2.2014

Carlson, N.R., Physiologische Psychologie, München 2004

Christalla, P.; Dewenter, M.; El-Armouche, A., »Effektivität und Sicherheit von Vareniclin zur Raucherentwöhnung«, in: *Deutsche Medizinische Wochenschrift,* 137 (18), 940–944, 2012

Cialdini, R.B., Die Psychologie des Überzeugens, Bern 2007

Deutsche Hauptstelle für Suchtfragen e.V. (Hrsg.), Tabakabhängigkeit. *Suchtmedizinische Reihe*, Bd. 2, Pößneck 2003

Deutsche Hauptstelle für Suchtfragen e.V. auf http://www.dhs.de/datenfakten/tabak.html am 14.2.2014

Deutsches Krebsforschungszentrum Heidelberg (Hrsg.), Tabakatlas Deutschland 2009, Heidelberg 2009

Deutsches Krebsforschungszentrum Heidelberg (Hrsg.), Elektrische Zigaretten, www.tabakkontrolle.de (2010)

Drösser, C., »Tödliche Werbung. Starb der erste Marlboro-Mann tatsächlich an Lungenkrebs?«, in: *DIE ZEIT,* 20. September 2001

Ebbert, J.O.; Hays, T. & Hurt, R.D., »Combination Pharmacotherapy for Stopping Smoking. What Advantages Does it Offer?«, in: *Drugs;* 70 (6): 643–650, 2010

Fagerström, K., »Determinants of Tobacco Use and Renaming the FTND to the Fagerstöm Test for Cigarette Dependance«, in: *Nicotin & Tobacco Research*, 14 (1) 75–78, 2012

Farley, A.C.; Hajek, P.; Lycett, D. & Aveyard, P., »Interventions for preventing weight gain after smoking cessation«, in: *Cochrane Database Systematic Reviews*, online 2012

Frishman, W.H., »Smoking Cessation Pharmacotherapy«, in: *Therapeutic Advances in Cardiovascular Disease,* 3 (4) 287–308, 2009

Goldstein, M.G., »Bupropion sustained release and smoking cessation«, in: *Journal of Clinical Psychiatry*, 59 (Suppl 4), 66–72, 1998

Gradl, S. & Kröger, C., Das Rauchfrei-Programm. Kompaktversion. Trainermanual, IFT, München 2010

Halpern, M.T.; Shikiar, R.; Rentz, A.M. & Khan, Z.M., »Impact of smoking status on workplace absenteeism and productivity«, in: *Tobacco Control,* 10, 233–238, 2001

Henningfield, J.E.; Michaelidis, T. & Sussman, S., »Developing treatment for tobacco addicted youth – issues and challenges«, in: *Journal of Child and Adolescent Substance Abuse,* 9 (4) 5–26, 2000

Jopp, A., Ich rauche gern … und hör jetzt auf!, Frankfurt a. M. 2012

Liu, J.Z.; Tozzi, F.; Waterworth, D.W.; Sreekumar, G.P. et al., »Meta-analysis and imputation refines the association of 15q25 with smoking quantity«, in: *Nature Genetics,* 42, 336–440, 2010

Makrides, L.; Sawatzky, C., Petrie, J. & Veinot, P., »Modifiable health risks in Atlantic Canadian employees: a 5-year report«, in: *Health Promotion International,* Bd. 25, 4, 384–393, 2010

Mendelsohn, C., »Smoking and depression. A review«, in: *Australian Family Physician*, Bd. 41, 5, 304–307, 2012

Moller, A. & Tonnesen, H., »Risk Reduction: Perioperative smoking intervention«, in: *Best practice & Research Clinical Anaesthesiology*, 20 (2) 237–248, 2006

Newcomb, P.A. & Carbone, P.P., »The health consequences of smoking. Cancer«, in: *The Medical Clinics of North America*, Bd. 76 (2), 305–331, 1992

Ort, B. & Töppich, J., »Veränderungen von Wissen, Einstellungen und Rauchverhalten bei Jugendlichen in Deutschland. Ergebnisse wiederholter Repräsentativbefragungen der Bundeszentrale für gesundheitliche Aufklärung«, in: *Bundesgesundheitsblatt – Gesundheitsforschung – Gesundheitsschutz*, 53, 133-143

Pirie, K.; Peto, R.; Reeves, G.K.; Green, J. & Beral, V., »The 21st century hazards of smoking and benefits of stopping: a prospective study of one million women in the UK«, www.thelancet.com; 27. Oktober 2012

Pistelli, F.; Aquilini, F. & Carrozzi, L., »Weight gain after smoking cessation«, in: *Monaldi Archives for Chest Disease*, Bd. 71 (2), 81–87, 2009

»Rauchzeichen auf dem Erbgut«, in: *Apothekenumschau*, Heft vom 15.5.2013, S. 68–69

Silagy, C.; Lancaster, T.; Stead, L. et al., »Nicotine replacement therapy for smoking cessation«, Cochrane Database Syst. Rev., CD 000146, 2004

Sommer, R., »Immer mehr Mädchen greifen zur Zigarette«, in: *Nordkurier,* 1.6.2010

Spitzer, M., Lernen – Gehirnforschung und die Schule des Lebens, Berlin 2002

Statistisches Bundesamt Deutschland, Mikrozensus 2009

Stead, L.; Perera, R.; Bullen, C.; Mant, D.; Hartmann-Boyce, J.; Cahill, K. & Lancaster, T., Nicotine replacement therapy for smoking cessation. Intervention review. The Cochrane library 2012

Steier, J. & Konietzko, N., »Tabakentwöhnung. Aktuelle Entwicklungen und evidenzbasierte Empfehlungen«, in: *Der Pneumologe*, (4) 121–132, 2007

Tonnesen, P., »Smoking cessation: How compelling is the evidence? A review«, in: *Health Policy*, 91, Suppl. 1; 15–25, 2009

Travier, N.; Agudo, A.; May, A.M. et al., »Longitudinal changes in weight in relation to smoking cessation in participants oft he EPIC-PANACEA study«, in: *Preventive Medicine,* 54 (3–4), 183–192, 2012

Tsai, S.P.; Wen, C.P.; Hu, S.C. et al., »Workplace related absenteeism and productivity costs in Taiwan«, in *Tobacco Control,* 14 (Suppl. I); i33–i37, 1995

Tschabitscher, P.; Homaier, I.; Lichtenschopf, A. & Groman, E., »Vareniclin – medikamentöse Therapie der Tabakabhängigkeit«, in: *Wiener Medizinische Wochenschrift*, (159) 17–23, 2009

Vasic, N.; Wolf, R.C.; Wolf, N.; Connemann, B.J. & Socic-Vasic, Z., »Pharmakologische Strategien zur Unterstützung einer Raucherentwöhnung«, in: *Der Nervenarzt*, 1-11, 2011

Walter, M. & Wiesbeck, G.A., »Pharmakotherapie von Abhängigkeits- und Entzugssyndromen«, in: *Therapeutische Umschau*, (66) 449–457, 2009

Williamson, D.F.; Madans, J.; Anda, R.F.; Kleinman J.C.; Giovino, G.A. & Byers, T., »Smoking cessation and severity of weight gain in a national cohort«, in: *The New England Journal of Medicine*, Bd. 324 (11), 739–745, 1991

Uhrzeit	Anlass	Stimmung vorher			Suchtdruck (in Prozent)
		+	Neutral	–	
Bis 7:00					0 100
7:01–9:00					0 100
9:01–11:00					0 100
11:01–13:00					0 100
13:01–15:00					0 100
15:01–17:00					0 100
17:01–19:00					0 100
19:01–21:00					0 100
21:01–23:00					0 100
Nach 23:00					0 100

Uhrzeit	Anlass	Stimmung vorher			Suchtdruck (in Prozent)
		+	Neutral	–	
Bis 7:00					0 100
7:01–9:00					0 100
9:01–11:00					0 100
11:01–13:00					0 100
13:01–15:00					0 100
15:01–17:00					0 100
17:01–19:00					0 100
19:01–21:00					0 100
21:01–23:00					0 100
Nach 23:00					0 100

Uhrzeit	**Anlass**	**Stimmung vorher**			**Suchtdruck (in Prozent)**
		+	Neutral	–	
Bis 7:00					0 100
7:01–9:00					0 100
9:01–11:00					0 100
11:01–13:00					0 100
13:01–15:00					0 100
15:01–17:00					0 100
17:01–19:00					0 100
19:01–21:00					0 100
21:01–23:00					0 100
Nach 23:00					0 100

Uhrzeit	**Anlass**	**Stimmung vorher**			**Suchtdruck (in Prozent)**
		+	Neutral	–	
Bis 7:00					0 100
7:01–9:00					0 100
9:01–11:00					0 100
11:01–13:00					0 100
13:01–15:00					0 100
15:01–17:00					0 100
17:01–19:00					0 100
19:01–21:00					0 100
21:01–23:00					0 100
Nach 23:00					0 100

Uhrzeit	**Anlass**	**Stimmung vorher**			**Suchtdruck (in Prozent)**
		+	Neutral	–	
Bis 7:00					0 100
7:01–9:00					0 100
9:01–11:00					0 100
11:01–13:00					0 100
13:01–15:00					0 100
15:01–17:00					0 100
17:01–19:00					0 100
19:01–21:00					0 100
21:01–23:00					0 100
Nach 23:00					0 100

Uhrzeit	**Anlass**	**Stimmung vorher**			**Suchtdruck (in Prozent)**
		+	Neutral	–	
Bis 7:00					0 100
7:01–9:00					0 100
9:01–11:00					0 100
11:01–13:00					0 100
13:01–15:00					0 100
15:01–17:00					0 100
17:01–19:00					0 100
19:01–21:00					0 100
21:01–23:00					0 100
Nach 23:00					0 100